逆流性食道炎《ぎゃくりゅうせいしょくどうえん》

消化器科の名医が教える
最高の治し方大全

文響社

はじめに

「胸やけがする」「すっぱいものがこみ上げてくる」「のどがつかえる」、誰もがこうした経験を一度はしたことがあるのではないでしょうか。ところが、近年、一度どころか頻繁にこれらの症状に悩まされる逆流性食道炎の人が激増しています。その背景には、高齢化やストレス社会の進展、食事の欧米化、ピロリ菌の感染者の減少などがあるといわれます。

逆流性食道炎は、20年ほど前までは日本ではなじみのない病気でした。ところが今では5~10人に1人、あるいはもっと多くて、3人に1人がかかっているといわれるほど身近な病気になっています。そのため、「新国民病」と呼ばれることもあります。

逆流性食道炎は生命に危険を及ぼす病気ではありません。しかし、症状がひどくなると、食事を存分に楽しめない、大きな声で歌をうたえないなどQOL（生活の質）の低下を招きます。また、睡眠中に何度も症状が起こり、そのたびに目が覚めて良質な睡眠を得られなくなることもあります。

逆流性食道炎の症状の一つに胸痛があります。胸痛に襲われると、心臓病ではないかと不安にかられるものです。それが何度も重なると不安感が増してストレスとなり、症状をさらに悪化させるという悪循環に陥ります。これもＱＯＬを大きく低下させる要因になります。

このように考えていくと、逆流性食道炎は命そのものに直接影響を及ぼさないまでも、人生の豊かさを大きく奪う病気であることがわかります。

本書は逆流性食道炎についての１３５の疑問に対し、専門医がわかりやすく解説しています。本書により逆流性食道炎の知識が深まり、予防や治療につながれば私たち専門医にとってこれほどうれしいことはありません。

いつまでも豊かな人生を送るために、一人でも多くの方が本書を逆流性食道炎の改善の一助にしてくださることを心より望んでいます。

兵庫医科大学消化器内科学主任教授　三輪洋人

解説者紹介　※掲載順

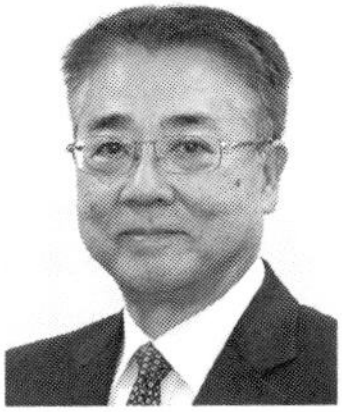

三《み》輪《わ》洋《ひろ》人《と》 先生

兵庫医科大学消化器内科学主任教授・診療部長・内視鏡センター長

専門は消化器内科、上部消化管疾患。特に逆流性食道炎（胃食道逆流症）や機能性胃腸疾患の診療ならびに研究のトップランナーとして知られる。消化管がんの早期診断と内視鏡治療、化学療法などにもくわしい。患者さんの治療の選択肢を増やすために、先進医療の研究に取り組んでいる。日本消化器病学会副理事長（専門医・指導医）、日本神経消化器病学会理事長も務めており、所属学会も多数。

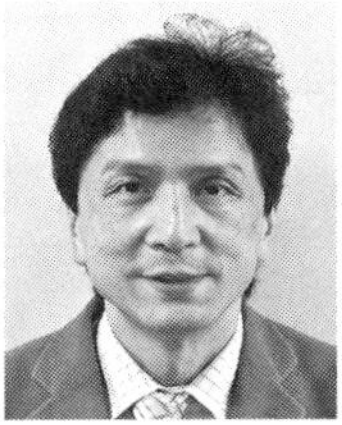

中《なか》田《だ》浩《こう》二《じ》 先生

東京慈恵会医科大学臨床検査医学講座教授

内科疾患・外科手術と消化管機能障害に関する研究と臨床に従事。患者に寄り添う診療を実践。「胃癌術後評価を考える」ワーキンググループや胃外科・術後障害研究会を通じて胃切除障害の克服に向けた全国的な活動に取り組んでいる。日本神経消化器病学会理事をはじめ、日本消化器外科学会専門医・指導医、日本消化器病学会専門医・指導医など所属学会多数。

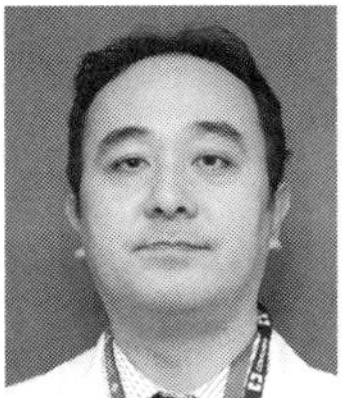

二《ふた》神《がみ》生《せい》爾《じ》 先生

日本医科大学消化器内科学教授

専門は機能性消化管障害。ていねいで真摯な対応に信頼を寄せる患者がつきない。これまでに、日本消化器病学会の機能性消化管疾患診療ガイドラインや慢性便秘症診療ガイドラインなどの作成委員を務め、漢方治療への造詣も深い。日本消化器病学会専門医・指導医、日本内科学会認定医・専門医、日本消化器内視鏡学会専門医・指導医など所属学会多数。

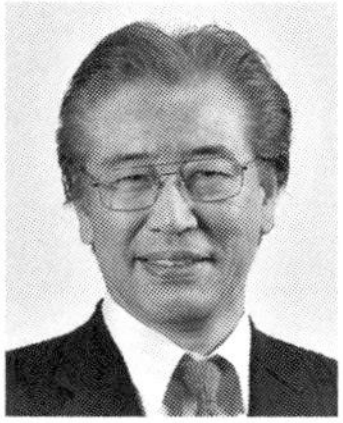

井上晴洋《いのうえはるひろ》 先生

昭和大学江東豊洲病院消化器センター長・教授

内視鏡治療のトップランナーとして、患者さんの体への負担が軽い低侵襲治療を最優先に行っている。みずから開発した内視鏡治療のPOEMやARMAにおいて国内外で指導している。日本消化器内視鏡学会理事長（専門医・指導医）、日本内視鏡外科学会技術認定医、日本消化器病学会専門医・指導医、日本外科学会専門医・指導医、日本食道学会認定医・専門医など所属学会多数。

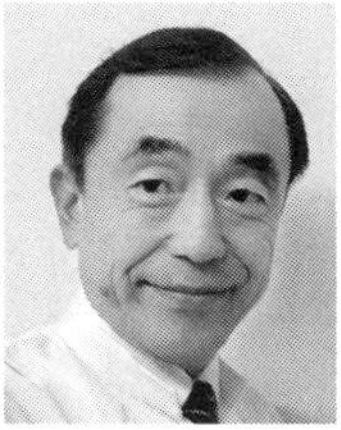

島田《しまだ》英昭《ひであき》 先生

東邦大学大学院消化器外科学講座教授
東邦大学医療センター大森病院消化器センター外科
教授（食道・胃外科担当）

専門は、胃・食道のがん治療。研究を続けながら患者さんの診療に尽力するとともに、大学教授として後進の指導にも熱心に当たっている。日本消化器病学会専門医・指導医、日本消化器外科学会専門医・指導医、日本がん治療認定医機構認定医、日本食道学会認定医・専門医など所属学会多数。

目次

第2章 症状や経過についての疑問18

第3章 検査・診察・診断についての疑問20

第6章 手術についての疑問13

第7章 食事についての疑問21 …… 161

第8章 日常生活やセルフケアについての疑問14

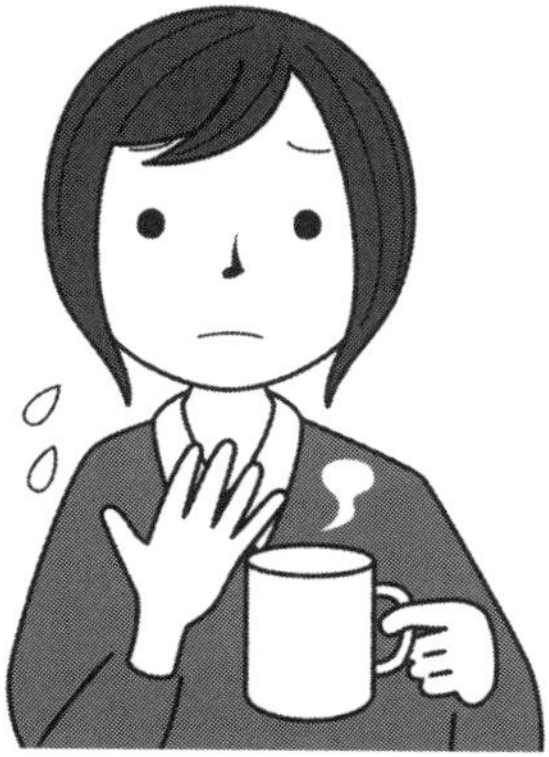

第 1 章

病気や原因についての疑問24

Q1 逆流性食道炎とはどんな病気ですか？

逆流性食道炎とは、胃液に含まれる胃酸が逆流して食道の粘膜が傷つき、炎症（ただれ・びらん）が生じる病気です。

この病気が起こる食道は消化器を構成する器官の一つです。まず、消化器について少しくわしく説明しましょう。

私たちがとった食べ物は口の中で唾液《だえき》と混ざり、咀嚼《そしゃく》運動で細かく刻まれ、咽頭《いんとう》と食道を通って胃に運ばれます。胃は食べ物を一時的に蓄え、胃液と蠕動《ぜんどう》運動（内容物を先に送り出す運動）によって食べ物を粥《じゅく》状にし、小腸の最初の部分である十二指腸へ送ります。粥状になった食べ物は、小腸で膵液《すいえき》・胆汁《たんじゅう》と小腸液と混ざり合い、消化吸収されたのちに大腸に入ります。小腸で栄養分を吸収された残りカスは大腸を通る間に水分を吸収され、糞《ふん》便となり、肛門《こうもん》から排泄《はいせつ》されます。口から肛門までは、全長が約9メートルにも及ぶ1本の管のようになっています。

食道は、のどと胃の間にある器官で、25〜30センチほどの長さがあり、体の左右中央に位置しています。その役割は、胃に食べ物を送ることです。ふだんは前後に平たくつ

食道の位置と働き

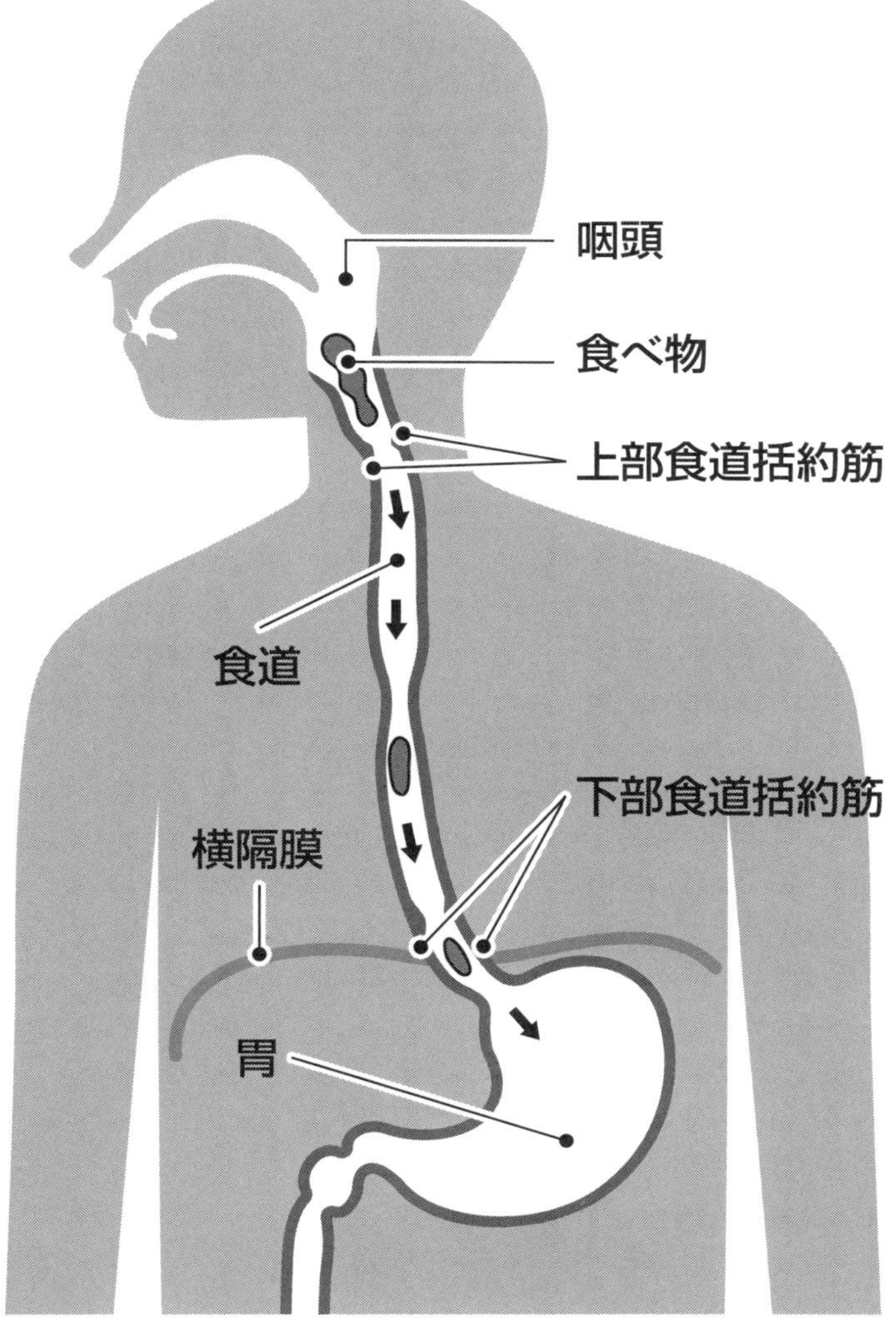
咽頭
食べ物
上部食道括約筋
食道
下部食道括約筋
横隔膜
胃

ぶれていますが、食べ物が入ってくるとふくらみます。食べ物がのどから入ってくると、食道の筋肉は伸び縮みして蠕動運動を起こし、食べ物を毎秒約4チセンの速度で徐々に胃のほうに送ります。

前に述べたように食道の役割は胃に食べ物を無事に送ることですから、食べ物が逆流しては困ります。特に、強酸の胃液を含む内容物が胃から食道へ逆流してくると、胃酸へのバリアを持たない食道粘膜はたちどころに傷ついてしまいます。そこで、食道と胃の接合部の噴門《ふんもん》には、噴門を取り巻くようなリング状の下部食道括約《かつやく》筋があり、その筋肉が締まることで胃の内容物が逆流しないようになっています。

具体的には、食べ物が胃の入り口に到達すると下部食道括約筋はゆるんで食べ物を胃へと導き、食べ物が通過したあとは、下部食道括約筋はすぐに収縮して逆流を防ぐのです。

ところが、**下部食道括約筋がうまく働かなかったり、胃酸の分泌《ぶんぴつ》が過剰になったりすると、胃酸などが食道に逆流しやすくなります**。また、食道内に逆流してきた胃酸は食道の蠕動運動や食道の分泌物、唾液などによって速やかに排除されますが、この排除力が低下すると強力な胃酸によって食道の粘膜が傷つけられ、逆流性食道炎の発症につながります。

（三輪洋人）

Q2 逆流性食道炎の特徴的な症状とはなんですか？

逆流性食道炎では、さまざまな不快症状が現れます。中でも、代表的な4大症状が「胸やけ」「呑酸《どんさん》」「つかえ感」「胸痛」です。

逆流性食道炎の人の40％以上に現れるとされている症状が胸やけです。みぞおちの上あたりから胸骨の裏側あたりに熱く焼けるような感じがします。「胸のあたりが重苦しい」「胸がいやな感じがする」「胸がムカムカする」と表現したり、「胃が熱い」と訴えたりする人もいます。

呑酸とは、すっぱいものが胸やのど、口にまで上がってくる症状をいい、のどの奥が焼けるような感じがすることもあります（Q26を参照）。

胸やけと呑酸は逆流性食道炎の典型的な症状で、この二つの症状が見られる場合は、逆流性食道炎の可能性がかなり大きいと考えられます。

つかえ感は、何かがのどにつかえる感じをいい、専門的には「嚥下《えんげ》困難《こんなん》」と呼びます。少しつかえる軽度から食べ物がのどを通らなくなる重度まで、程度は人によってさまざまです。のどに不快感・違和感があることから、耳鼻咽喉《いんこうか》科を受診する人もいます。つかえ感を解消しようと、セキをすることがよくあります。
「胸が締めつけられるように痛い」「胸が焼けるように痛い」と感じるのが胸痛です。胸痛というと、狭心症や心筋梗塞《こうそく》などの心臓病をまっ先に思い浮かべますが、逆流性食道炎でもよく見られる症状です。
実際、逆流性食道炎による胸痛を心臓病の発作だと思い、急いで心電図などの検査を行ったけれど異常が見つからず、内視鏡検査を行ったら逆流性食道炎だったケースが多々あります。

これら4大症状のほかに、「ゲップ」「胃もたれ」「腹部の膨満《ぼうまん》感」などの消化器症状や、「声のかすれ」「ぜんそく症状」「吐きけ」など、消化器以外に症状が出ることもあります。

まれに、胃酸や胃の内容物が口の中まで逆流し、虫歯になる人もいます。中には、4大症状は現れず、消化器以外の症状だけが出る人もいます。
このように非常に多彩な症状が現れるのが逆流性食道炎の特徴です。これらの症状はほかの病気でも起こる可能性があるので、消化器科や消化器内科で鑑別診断を受けてください。

（三輪洋人）

逆流性食道炎の主な症状と重症度

逆流性食道炎（胃食道逆流症。Q５を参照）の症状で特徴的なものは、胸やけ、すっぱい（苦い）胃液がのどまでこみ上げる呑酸のほか、胸がつかえる感じやしみる感じを訴える人も多い。

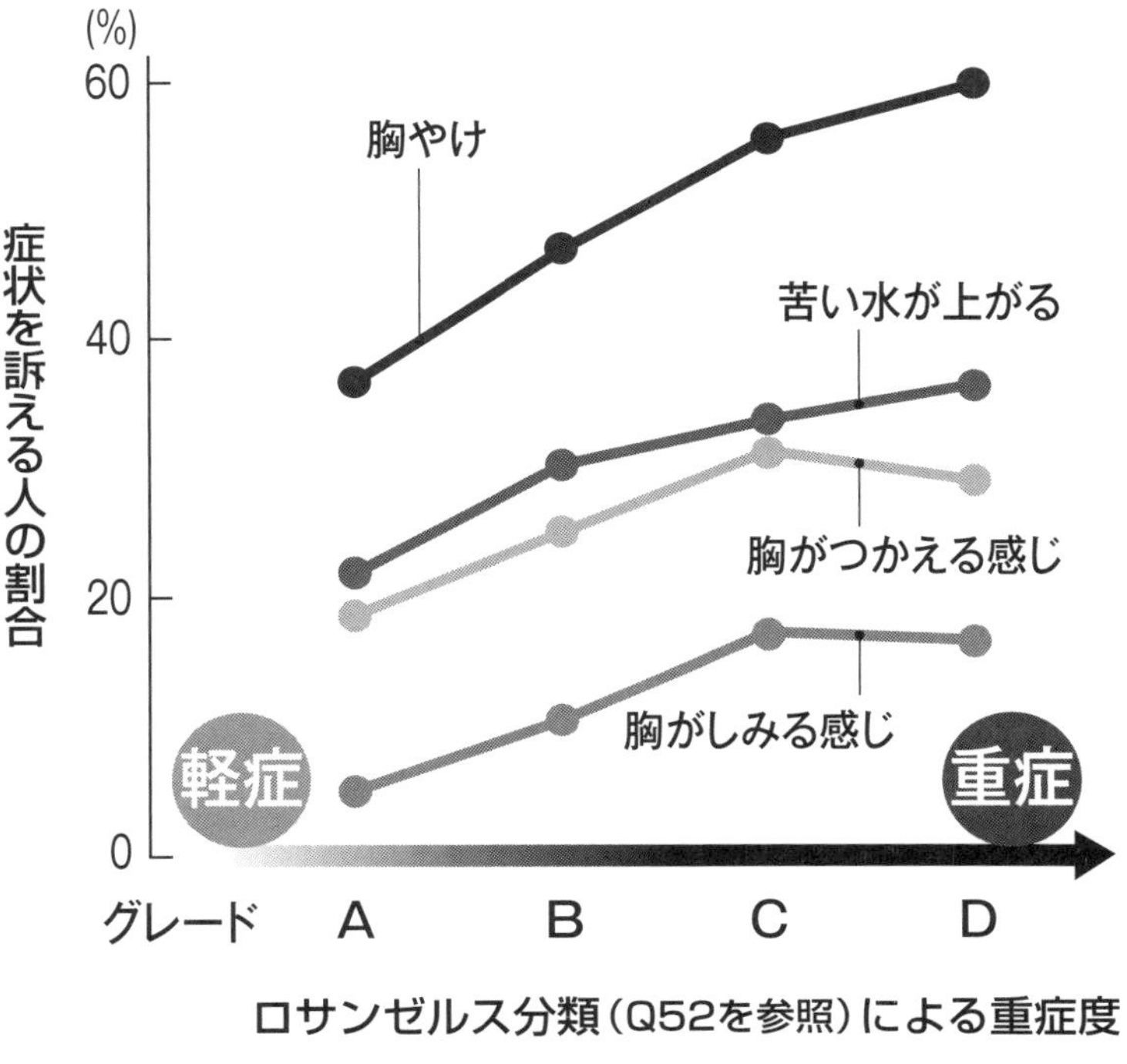

出典：「日本内科学会雑誌」（2000年）より改変

上のグラフは、佐賀県の多施設において、胸やけなどの症状と逆流性食道炎の内視鏡検査による重症度を比べた結果。重症になるにつれ、特に胸やけの症状を訴える人が多くなる。

Q3 逆流性食道炎は治せる病気ですか？

完全に治せる病気ではありません。なぜなら、逆流性食道炎は胃酸や食べ物など胃の内容物が逆流する病気ですが、逆流に関係する要素は人によってそれぞれ違って、要素すべてを完全にコントロールすることはできないからです。逆流に関係する要素には下部食道括約筋《かつやく》の働き、胃酸の量、胃の形、腹圧（太ったり妊娠したりすると高くなる）、食事の量や質などがあります。

しかし、胃酸などの胃の内容物の逆流を防ぐ策を講じれば、症状を緩和させることができます。

その一つの方法が、胃酸の分泌《ぶんぴつ》を抑える薬物療法です（Q72を参照）。最近は、よく効く薬が複数開発されています。また、下部食道括約筋の働きを低下させるような食事をさけたり、胃酸の分泌が過剰にならないように生活習慣を改めたりすれば、症状は改善しやすくなります。ごく軽症であれば、食事や生活習慣の改善だけで劇的によくなることもあります。逆流性食道炎を引き起こす要因はさまざまです。その要因をできるだけ少なくすることが症状改善につながります。

（三輪洋人）

Q4 胃酸が逆流するとなぜ食道に炎症が起こるのですか？ 食道のどの部位に起こりますか？

液体が酸性か、アルカリ性かを表す尺度にpH《ペーハー》があります。0～14までの数値で表し、真ん中のpH7が中性、それより小さいと酸性、大きいとアルカリ性になります。

胃液に含まれる胃酸はpH1～2で、鉄さえ溶かしてしまうほどの強酸性です。それほどの強い酸が胃で分泌《ぶんぴつ》されているのは、食べ物といっしょに入ってきた細菌を殺したり、食べ物のたんぱく質の分子を溶かして消化したりするためです。本来であれば、主にたんぱく質でできている胃は胃酸に溶かされるはずです。しかし、現実には胃が溶けることはありません。

なぜなら、胃壁が粘液で覆われ、胃酸で溶けないように胃を守っているからです。

一方、食道は食べ物を通す管で、飲み込んだ食べ物は5～6秒で、水などの液体は約1秒で胃に達します。食道内で細菌を殺したり、消化したりする時間はありません。ですから、胃酸のような強酸性の液体を分泌する必要はなく、当然ながら強酸性液体への備えも持っていません。

胃酸のような強酸性の液体が食道に入ってくるのは、食道にとっていわば想定外です。強酸性への備えは全くないのですから、胃酸の影響をもろに受けてしまい、炎症が起こってただれやびらんが生じてしまうのです。

特に、食道下部の胃との接合部は逆流した胃酸が長く留まりやすいので、炎症が起こりやすくなります。

（三輪洋人）

胃酸はpH１〜２の強酸性

pH７が中性、それより小さいと酸性、大きいとアルカリ性になる。胃酸のpHは１〜２の強酸性で、胃の中は酸性環境に保たれている。

pH値の例

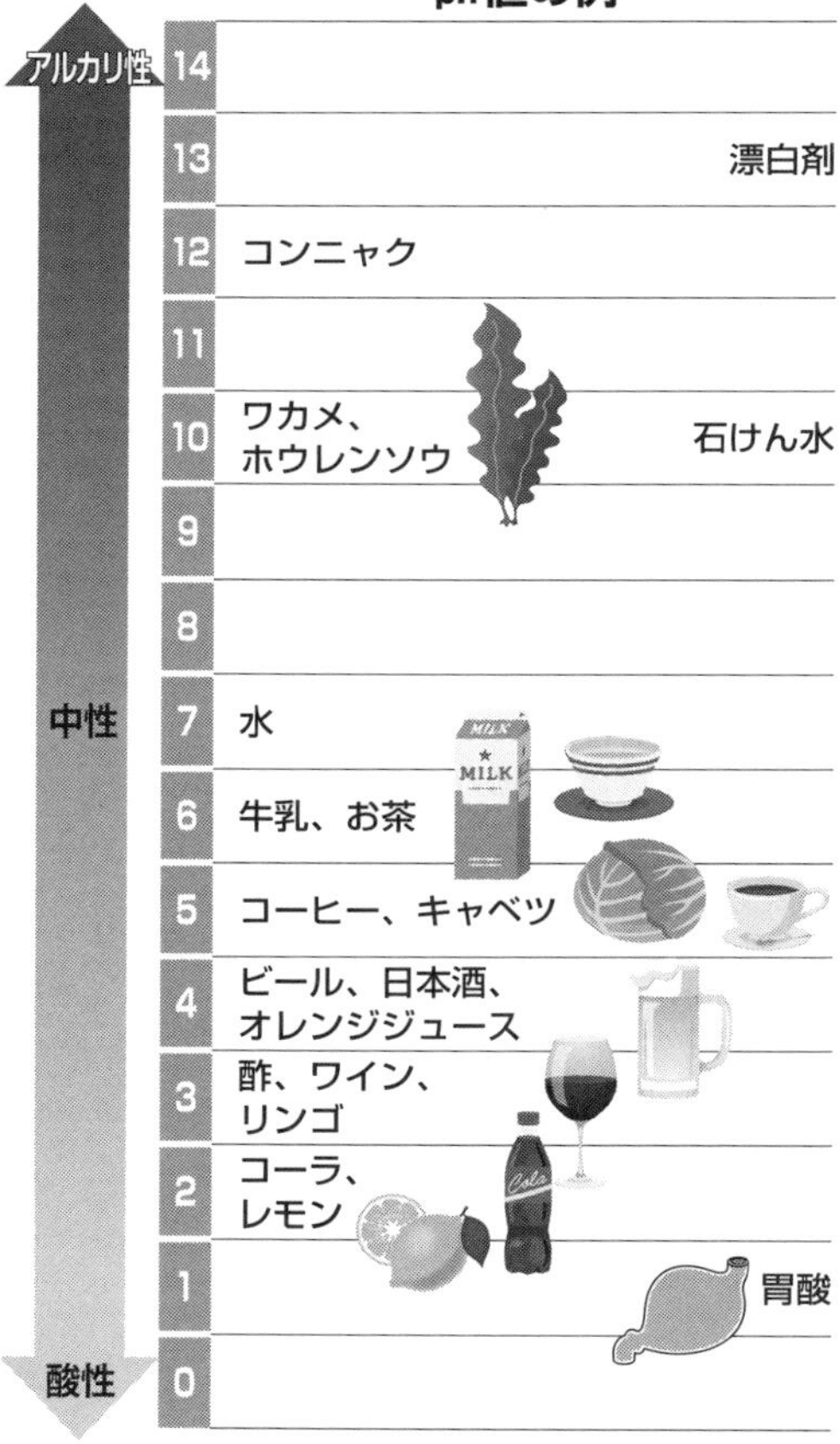

アルカリ性	14	
	13	漂白剤
	12	コンニャク
	11	
	10	ワカメ、ホウレンソウ　　石けん水
	9	
	8	
中性	7	水
	6	牛乳、お茶
	5	コーヒー、キャベツ
	4	ビール、日本酒、オレンジジュース
	3	酢、ワイン、リンゴ
	2	コーラ、レモン
	1	胃酸
酸性	0	

※商品によってpH値に差があります。

Q5 逆流性食道炎は「胃食道逆流症」の一種と聞きました。くわしく教えてください。

逆流性食道炎は、内視鏡検査によって、胃液などの逆流が原因と思われる炎症（ただれ・びらん）が認められる病気です。逆流性食道炎には、胸やけや呑酸《どんさん》（胃酸が逆流し、のどや口の中がすっぱいと感じること。Q26を参照）などの症状のあるタイプと、症状が現れないタイプがあります。

もう一つ、逆流性食道炎と同じ病気の仲間に、非びらん性胃食道逆流症があります。これは、内視鏡検査をしても食道に炎症は見つからないけれども、逆流性食道炎と同じような自覚症状がある病気をいいます。

かつては、非びらん性胃食道逆流症は内視鏡検査で異常なしという結果になるため、気のせいなどといわれることもありました。しかし、ただれの病変が見られなくても、胸やけや呑酸などの症状に悩まされ、場合によっては日常生活にも支障をきたすことがあるため、病気として捉え、積極的に治療を行うようになりました。

そして、これら三つのタイプを総称した呼び方が「胃食道逆流症」です。つまり、

胃食道逆流症の３つのタイプ

胃食道逆流症には、①自覚症状も炎症もある逆流性食道炎、②自覚症状はないけれど、炎症がある逆流性食道炎、③自覚症状はあるけれど炎症がない非びらん性胃食道逆流症の３つのタイプがある。

	症状のある逆流性食道炎	症状のない逆流性食道炎	非びらん性胃食道逆流症
自覚症状	あり	なし	あり
炎症	あり	あり	なし

胃食道逆流症には、①自覚症状も炎症もある逆流性食道炎（びらん性胃食道逆流症）、②自覚症状はないけれど、炎症がある逆流性食道炎、③自覚症状はあるけれど炎症がない非びらん性胃食道逆流症が含まれます。

胃食道逆流症は、英語表記のGastro Esophageal Reflux Diseaseの頭文字を取って、医師の間では通常「GERD《ガード》」と呼んでいます。同様に、逆流性食道炎は「びらん性GERD」、非びらん性胃食道逆流症は「非びらん性GERD」あるいはNon-Erosive Reflux Diseaseを略して「NERD《ナード》」ともいいます。

（三輪洋人）

Q6 逆流性食道炎の症状はあるのに検査では異常なし。逆流性食道炎とは違いますか？

逆流性食道炎と同じ症状があるのに、内視鏡検査をしても炎症がない人が多くいます。この病気を非びらん性胃食道逆流症（NERD《ナード》）といい、逆流性食道炎と同じ胃食道逆流症（Q5を参照）の一つのタイプです。

欧米・日本ともに、逆流性食道炎よりも非びらん性胃食道逆流症の患者さんのほうが多いことがわかっています。２００３年に国内で行われた調査では、週2回以上胸やけがあって内視鏡検査を行った人のうち、非びらん性胃食道逆流症の人の割合は、全体の約70％だったと報告されています。

逆流性食道炎と非びらん性胃食道逆流症では、なりやすい人の特徴が異なります（逆流性食道炎の特徴はQ20を参照）。逆流性食道炎に比べ、非びらん性胃食道逆流症は、「女性」「年齢が若い」「やせ型」「ストレスを感じやすい」「喫煙習慣がない」といった人に多く、「食道裂孔《れっこう》ヘルニアの合併が少ない（Q18を参照）」、「薬が効きにくい」などの特徴が報告されています。

なぜ炎症が認められないのに、症状が起こるのかははっきりわかっていません。一説には、逆流性食道炎では胃酸が逆流して下部食道に長時間留まるのに対し、非びらん性胃食道逆流症では胃液が食道の上部まで逆流するため、下部食道の粘膜が胃酸に長時間さらされないため、下部食道にびらんが形成されないのではないかと考えられています。

また、非びらん性胃食道逆流症の人は逆流性食道炎の人より、強い胸やけ症状を訴える傾向があります。これについては、非びらん性胃食道逆流症の人は胃酸の逆流に対して食道が感じやすくなっているので（食道知覚過敏という。Q９を参照）、少量の胃酸でも強い胸やけを感じるのではないかと推測されています。

なお、非びらん性胃食道逆流症の治療や対策の多くは、逆流性食道炎と同じです。（三輪洋人）

非びらん性胃食道逆流症になりやすい人

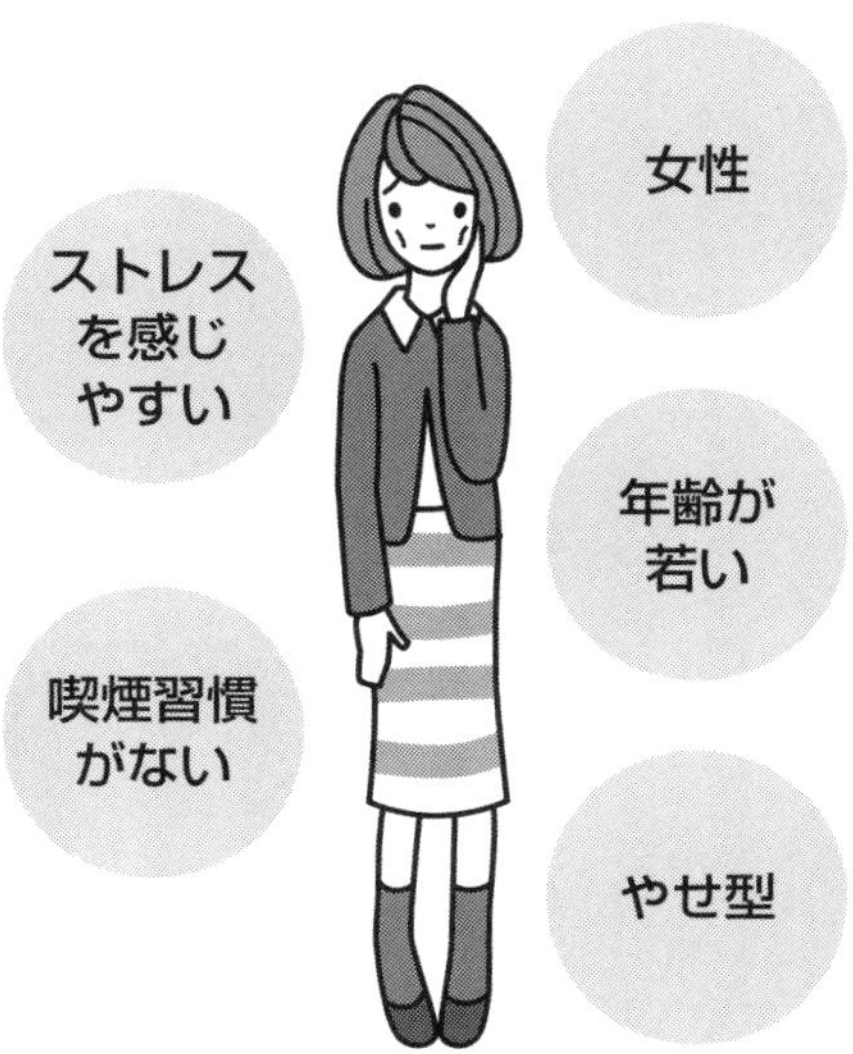
女性
ストレスを感じやすい
年齢が若い
喫煙習慣がない
やせ型

Q7 胃酸過多の人は逆流しやすいそうですが、そもそもなぜ胃酸過多になるのですか？

胃液に含まれる胃酸の主な働きは、食べ物といっしょに入ってきた細菌を殺すことと、たんぱく質の消化を助けることです。

肉や魚に多く含まれるたんぱく質は、いくら口の中で噛《か》んでも唾液《だえき》の消化酵素（食べ物を消化分解し、栄養素を吸収しやすくする物質）では分解されません。胃の中に入って胃酸にさらされることで、たんぱく質の分子が解きほぐされ、胃液に含まれる消化酵素のペプシンによって分解が始まります。

胃酸は、からまった構造をしているたんぱく質の分子を解きほぐすとともに、ペプシンの働きを活性化します。

胃の中に入ってくるたんぱく質の量が多くなれば、それにともなって胃酸の分泌《ぶんぴつ》量も増えます。胃酸が多くなると胃壁を守る粘液の分泌も盛んになりますが、粘液の分泌が追いつかないほど胃酸が過剰に増えた状態が胃酸過多です。

実は、私たちの体内では胃液をはじめ、胆汁《たんじゅう》や膵液《すいえき》などさまざまな体液は絶えず逆流しています。食道への逆流も例外ではありません。しかし通常は、逆流すると食道は押し戻します。

ところが胃酸過多になると、逆流する胃酸の量が多くなるので、押し戻されずに食道に留まる胃酸が増えていきます。その結果、食道の粘膜が荒れてしまうのです。

胃酸の分泌を増やすのは、高たんぱく質の食事だけではありません。高脂肪・高カロリーの食事やアルコール、辛い食品などの刺激物、カフェインなども胃酸過多の原因となります。長時間空腹の状態が続いたり、早食いをしたりするのも、胃酸過多を招くので注意してください。

（三輪洋人）

胃酸過多を招く食事とは

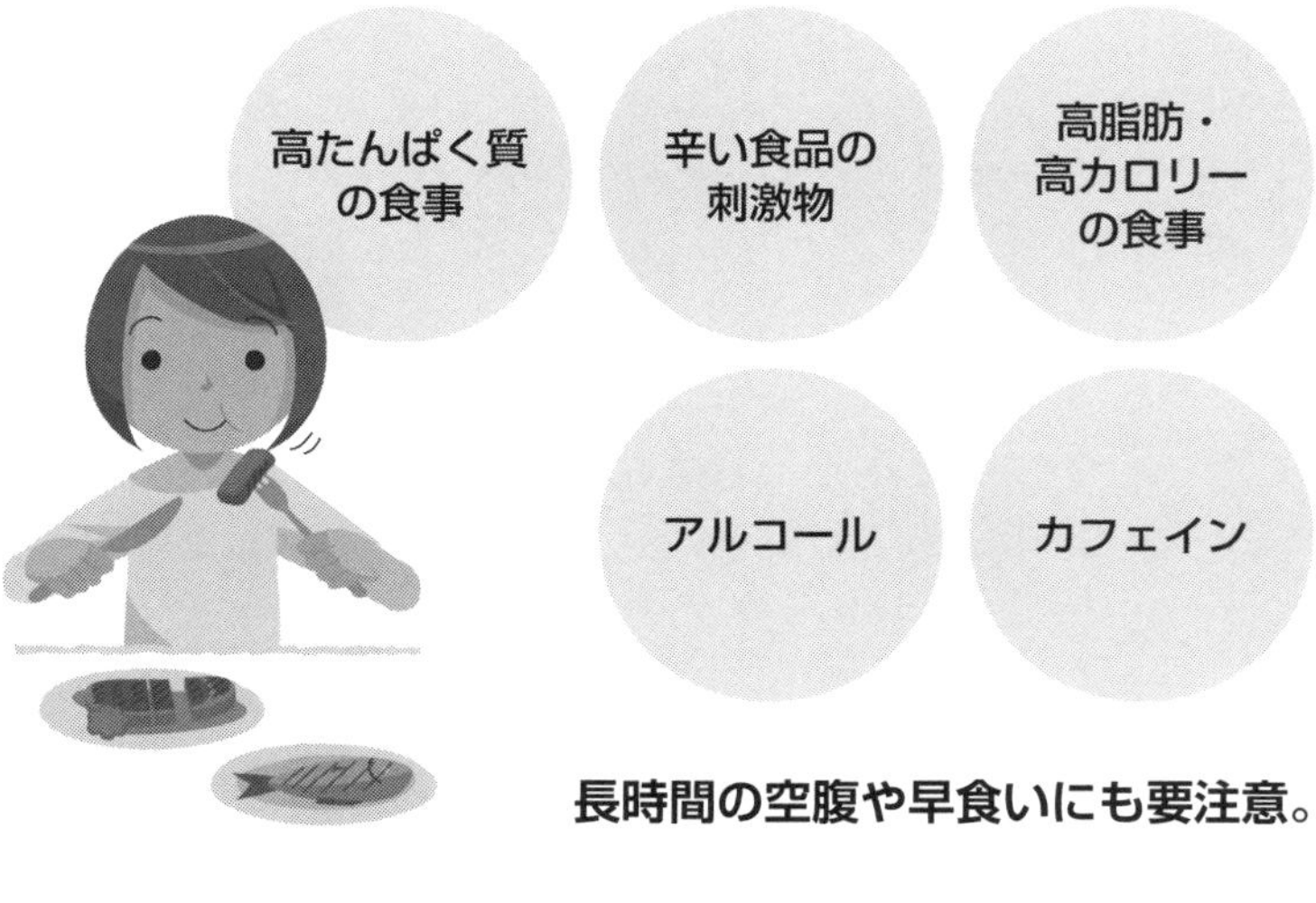
高たんぱく質
の食事
辛い食品の
刺激物
高脂肪・
高カロリー
の食事
アルコール
カフェイン

長時間の空腹や早食いにも要注意。

Q8 胃酸は食道の筋肉のゆるみで逆流すると聞きました。どういうことですか？

鉄さえも溶かすほどの強い酸性を示す胃酸に対し、胃は粘液を分泌《ぶんぴつ》して胃の粘膜を保護しています。しかし、食道はみずからを守る働きをほとんど持っていません。その代わり体内には、胃酸が食道に逆流しないしくみが備わっています。

その一つが、下部食道括約筋《かつやく》という食道と胃の境目にある筋肉です。通常、食べ物がのどを通過して食道に入ると、食道は筋肉を伸び縮みさせながら、食べ物を胃のほうに送ります（蠕動《ぜんどう》運動）。その刺激が食道の下部まで伝わると、下部食道括約筋がゆるんで、食べ物を胃へ通過させます。それ以外は一定の強さで収縮して、胃の内容物が食道に逆流するのを防いでいます。

ところが、なんらかの理由で下部食道括約筋がゆるむと逆流防止のしくみが働かなくなり、胃酸が逆流します。

下部食道括約筋がゆるむ理由の一つは加齢です。年を取ると足腰の筋肉が衰えるように、下部食道括約筋も弱くなって収縮力が低下します。

健康な人と逆流性食道炎の人の胃の接合部の違い

健康な人の下部食道括約筋は食べ物が通るとき以外はしっかり締まっている。逆流性食道炎の人の下部食道括約筋は、食べ物が通るとき以外もゆるんでいる場合が多く胃の内容物が逆流しやすくなっている。

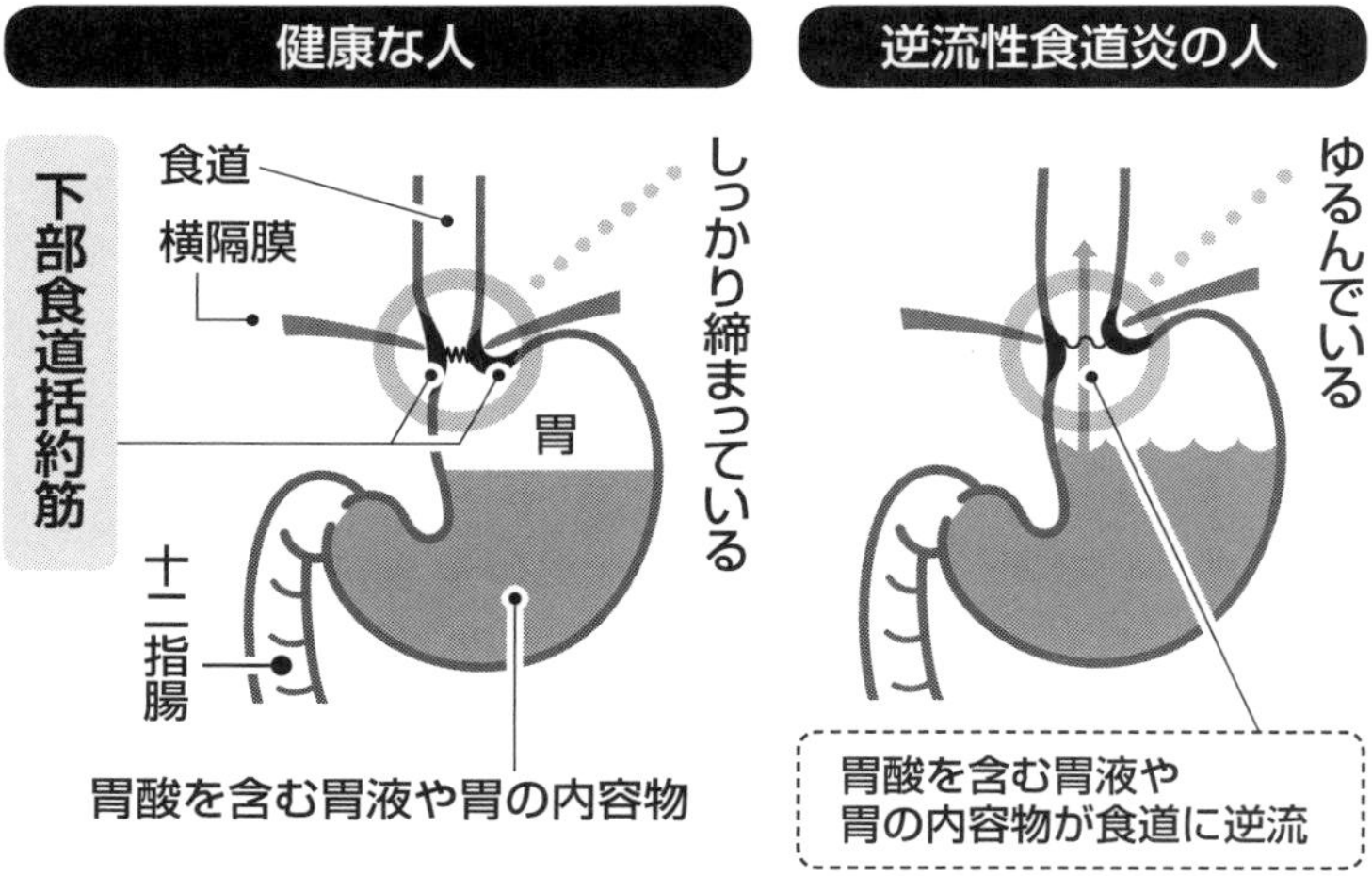

また、脂肪の多い食事をとると、十二指腸からコレシストキニンというホルモンが分泌されますが、このホルモンには下部食道括約筋をゆるませる働きがあるとわかっています。さらに、**たくさん食べて胃が引き伸ばされることでも、下部食道括約筋がゆるむと考えられています。**

本来は腹部にあるはずの胃の上部が横隔膜を越えて飛び出てしまう食道裂孔《れっこう》ヘルニア（Q18を参照）も下部食道括約筋のゆるみを招きます。

（三輪洋人）

Q9 逆流性食道炎で起こる食道の知覚過敏とはどんなものですか？

ふだん、私たちは食べ物を飲み込んだとき、食べ物が食道を通っていることを意識しません。しかし、非常に熱い、あるいは冷たい食べ物を飲み込んだとき、食道内を食べ物が胃のほうへ下りていくのを感じた経験は誰もがあるでしょう。また、食べ物をあまり噛《か》み砕かずに大きいまま飲み込んで、食道の痛みを感じた経験もきっとあるでしょう。これらの例でわかるように食道にも知覚があります。その重要な役割は、いつもとは違う食べ物・飲み物が食道を通過しているのを脳に知らせることです。ただし、どの程度の刺激であれば感じ取り、食道が脳に知らせるかには個人差があります。

食道の知覚が異常に過敏に反応する状態を知覚過敏といいます。例えば、ごく少量の胃酸や空気の逆流といった、通常では反応しないようなわずかな刺激を食道の粘膜が敏感に感じて、胸やけなどの症状を引き起こすこともあります。

知覚過敏と大きく関連しているのがストレスです。睡眠障害によるストレスを与えた実験では、胃酸が逆流して胸やけ症状が増強したという報告があるなど、さまざまな心身のストレスが食道の知覚過敏を引き起こすことを示唆する結果があります。

逆流性食道炎の患者さん以上に、非びらん性胃食道逆流症（Q6を参照）の患者さんに食道の知覚過敏が多く、ストレスを受けやすい傾向が強いとわかっています。そのため、少しの刺激でも症状が現れて気分が落ち込んだり不安になったりして、それがさらなるストレスになり、ますます知覚過敏になって悪循環に陥るケースが少なくありません。

（三輪洋人）

ストレスが食道の知覚過敏を引き起こす

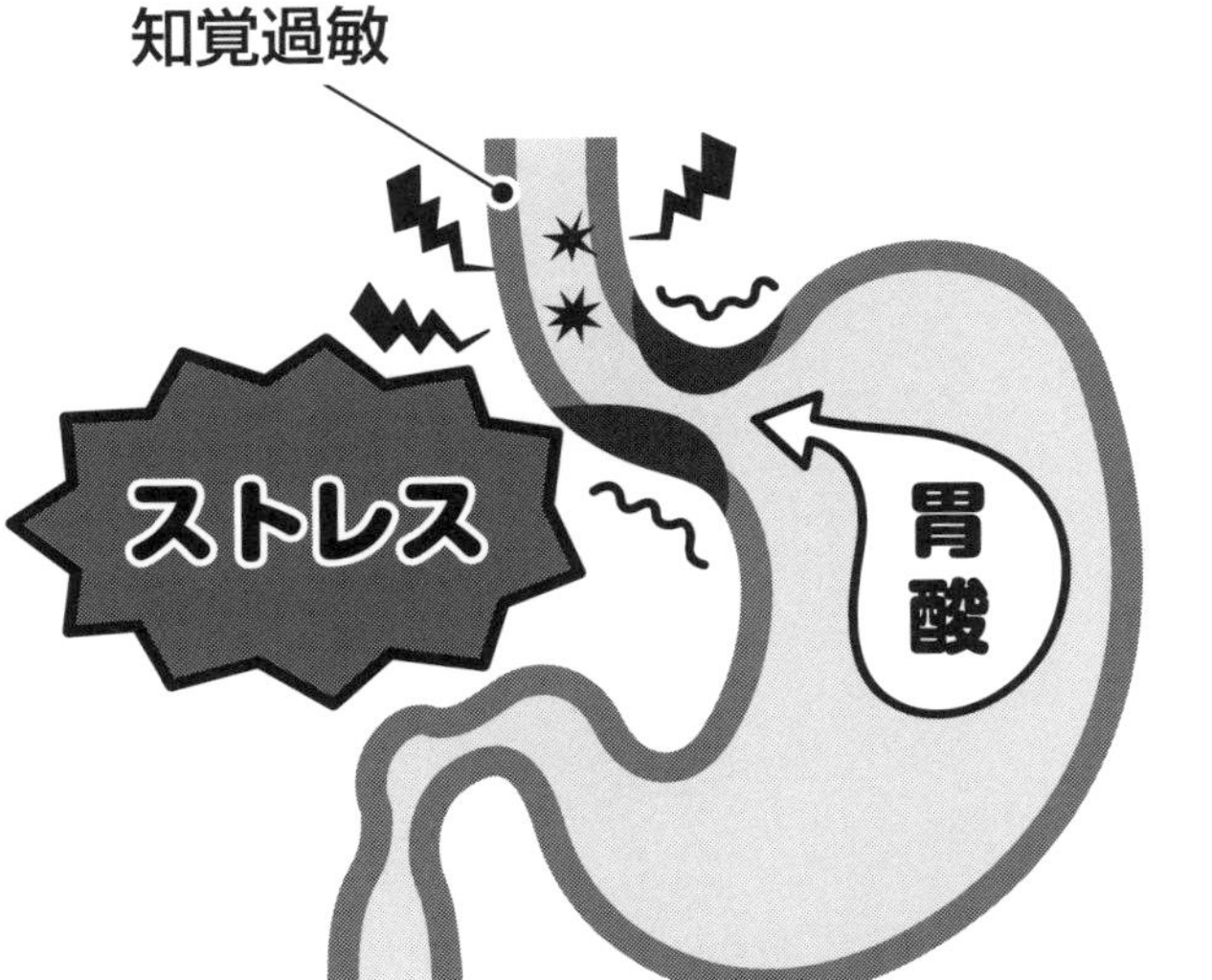

Q10 胃食道逆流症の患者数が増えているそうですが、なぜですか？

欧米では、胃食道逆流症（Ｑ５を参照）の患者さんは１９７０年代から徐々に増え、１９９０年代後半から急増しています。

一方、日本では１９９０年代初めまでは、まれな病気でした。ところが、１９９０年代半ばから急に増加しはじめます。**その背景として、食事の欧米化と高齢化があるといわれています。**

食事の欧米化で動物性脂質やたんぱく質の摂取量が増えました。動物性脂質やたんぱく質を消化するためには多くの胃酸が必要です。実際、１９７０年代と１９９０年代に行われた調査によると、１９９０年代のほうが、日本人の胃酸分泌《ぶんぴつ》量が増えているとわかっています。胃酸の量が多くなれば、逆流しやすくなるのはいうまでもありません。

食事の欧米化により摂取エネルギーが増えた一方で、交通手段の充実で歩くなど体を動かす機会が少なくなり、エネルギーが余り、脂肪となって体に蓄えられます。お

患者数の増加の背景

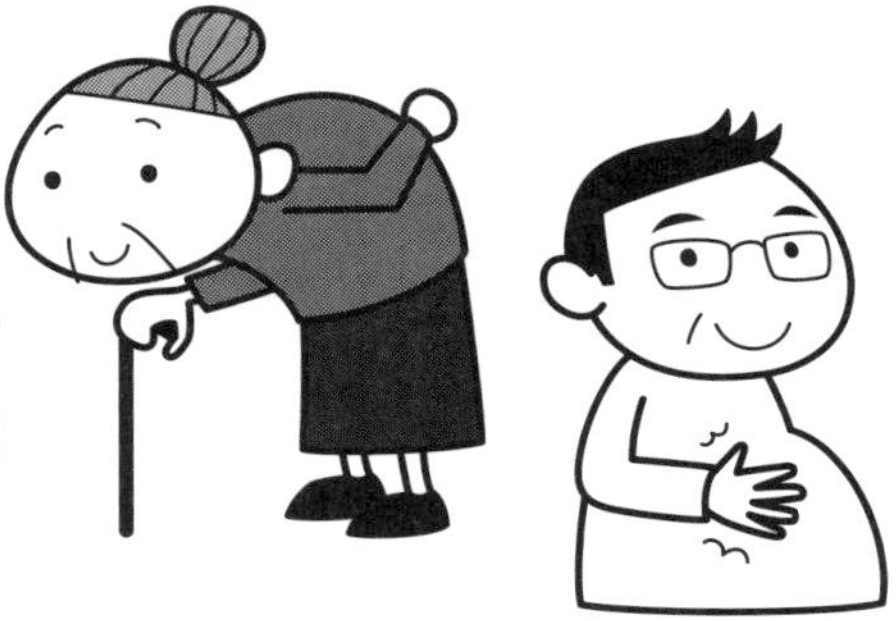
内臓脂肪型肥満、いわゆるメタボ体型の人が増えている。
高齢化が進んで骨粗鬆症によるネコ背の女性が増えている。

なかのまわりに脂肪がついた内臓脂肪型肥満、いわゆるメタボ体型の人が近年急増しているのはその表れです。**おなかのまわりの脂肪は腹圧を高めて胃を押すため、胃酸が逆流しやすくなります（Q15を参照）。**

食道と胃の接合部には下部食道括約《かつやく》筋があり、胃酸の逆流を防ぐ重要な役割を担っています。しかし、高齢になると足腰の筋肉同様に下部食道括約筋も衰え、逆流防止機能が低下します。また、高齢化が進むにつれて骨粗《こつそ》鬆症《しょうしょう》によるネコ背の女性が増えたことも、逆流性食道炎の患者数の増加をもたらしていると考えられています（Q16を参照）。

そのほか、近年のピロリ菌感染率の低下やピロリ菌除菌治療の普及（Q13を参照）、ストレス社会になったことも（Q17を参照）、胃食道逆流症の患者数の増加に影響を与えているといわれます。（三輪洋人）

Q 11 胃食道逆流症の中でも、非びらん性の患者数が多いと聞きました。本当ですか？

胸やけや呑酸《どんさん》（胃酸が逆流し、のどや口の中がすっぱいと感じること）があるけれども、内視鏡で調べても食道の粘膜に炎症（びらん・ただれ）が認められない胃食道逆流症が「非びらん性胃食道逆流症（Ｑ６を参照）」です。

かつては、逆流性食道炎そのものが日本ではまれな病気であったため、非びらん性胃食道逆流症を含めた胃食道逆流症の疫学調査はほとんどされていませんでした。本格的な調査が行われたのは２００３年で、その調査によると週2回以上胸やけがする人の約70％が非びらん性胃食道逆流症でした。その後の調査でも、非びらん性胃食道逆流症の患者数は胃食道逆流症の多くを占める結果が出ています。

非びらん性胃食道逆流症になりやすいのは、比較的若い人、女性、やせ型の人、ストレスが強い人です。非びらん性胃食道逆流症の患者数が多い背景には、社会進出する女性が増えたことや、ＩＴ化など変化の激しい社会の中で多くのストレスを抱える人が増えた点が大きいのではないかと推測されます。

（三輪洋人）

Q12 逆流性食道炎は高齢者に多いそうですが、理由はなんですか？

高齢者に逆流性食道炎が多く見られる理由の一つは、胃酸の逆流を防ぐ働きが加齢で低下するためです。高齢になると、食道の下部にある下部食道括約筋《かつやくきん》がゆるみやすくなり、逆流防止機能が低下します。年齢を重ねると、食べ物を飲み下す力が弱くなるので、逆流したものを押し戻せなくなります。その結果、胃酸が食道に停滞しやすくなります。女性は加齢で骨量が減少しやすく骨粗鬆症《こつそしょうしょう》のリスクが高まります。骨粗鬆症になると、骨がつぶれてネコ背を招きやすくなります。ネコ背の姿勢はおなかにかかる圧を上昇させ、胃を圧迫し、胃酸が逆流しやすくなります（Q16を参照）。

唾液《だえき》には胃酸を中和したり食道内を洗浄したりする働きがあります。高齢になると唾液の分泌《ぶんぴつ》量が徐々に減ってしまうことも、逆流性食道炎を起こしやすくします（Q24を参照）。

ピロリ菌の除菌治療が普及するにつれ、胃酸の分泌量が多い高齢者が増えたことも逆流性食道炎が増えた一因と考えられています（Q13を参照）。

（三輪洋人）

Q13 患者数が増えた背景に、ピロリ菌感染者の減少があるというのは本当ですか？

胃の中は、胃液に含まれる胃酸により強酸性状態にあります。そのため、昔から「胃に定住する細菌はいない」と考えられてきました。しかし、１９８０年代後半にヘリコバクター・ピロリ（以下、ピロリ菌と略す）が発見され、この定説は覆されました。その後の研究で、ピロリ菌が胃炎や胃潰瘍《かいよう》、胃がんの原因の一つであることがわかりました。

ピロリ菌の主な感染経路は二つ考えられています。一つは親から子供へ口移しで感染する経路、もう一つは上下水道が整備されていなかった時代に不衛生な水を飲んだことで感染する経路です。日本では近年、市販の離乳食の普及などで親が咀嚼《そしゃく》した食べ物を子供へ口移しで与えるという習慣がなくなってきています。また下水道の整備も進み、ピロリ菌の感染率は低下しています。

また、胃潰瘍や慢性胃炎の人のピロリ菌除菌検査に対し、公的医療保険が適用されることから、ピロリ菌を除菌する人が増えています。

逆流性食道炎の人は健康な人に比べピロリ菌感染率が低い

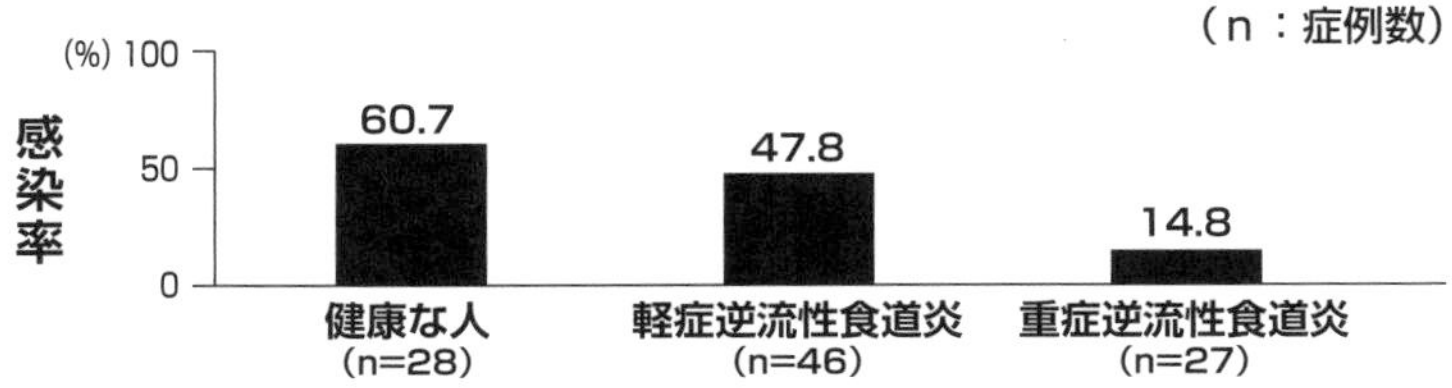

出典：Shirota T et al:Helicobacter pylori infection correlates with severity of reflux esophagitis：with manometry findings.J Gastroenterol 34：553-559(1999)

胃炎や胃がんなどの発生に大きくかかわっているピロリ菌ですが、逆流性食道炎においては逆に防御的に働いているのではないかと考えられています。

というのも、ピロリ菌の除菌後に逆流性食道炎になる人が少なくないからです。

除菌前は、ピロリ菌により胃の粘膜が荒らされて胃酸の分泌《ぶんぴつ》が少なくなり、胃酸が食道へ逆流してもその酸度はあまり高くないので、炎症が起きにくいといえます。しかし、ピロリ菌を除菌すると胃酸の分泌が活発になり、逆流性食道炎を招きやすくなると推測されています。

事実、逆流性食道炎の患者さんにおけるピロリ菌感染率は、健康な人に比べて低く、さらに重症の患者さんは軽症患者さんに比べて有意に低かったとの報告があります。

こうしたことから、逆流性食道炎の患者数が増えた背景には、ピロリ菌感染者数の減少があるのではないかといわれています。

（三輪洋人）

Q 14 ピロリ菌の除菌で逆流性食道炎になるなら、除菌しないほうがいいですか？

ピロリ菌の除菌で逆流性食道炎を発症しやすくなりますが、発症したとしてもその多くは軽症です（Q13を参照）。

また、除菌後の逆流性食道炎の発症には、胃酸の分泌《ぶんぴつ》増加だけでなく、除菌後の生活改善による体重増加や除菌そのものによる体内の変化も関係すると考えられています。

ピロリ菌を放置していると胃がんになりやすいとされますが、胃がんはがんの中でも3番目に亡くなる人が多い病気です。それに対し、逆流性食道炎で亡くなることはありません。

そのように考えていくと、ピロリ菌の除菌は行う価値が大きいと思います。ただし、除菌後は食べすぎない、早食いをしないなど食事に注意したり（Q１０８を参照）、睡眠中の姿勢に気をつけたりして（Q１２３を参照）、逆流性食道炎の予防に努めることが大切です。

（三輪洋人）

Q15 肥満も逆流性食道炎の原因になるそうですが、くわしく教えてください。

肥満体型の特徴はおなかが出ていることです。おなかのまわりにはたっぷりと脂肪がついているので、腹圧がかかります。肥満の人の胃はその腹圧で押されっぱなしの状態にあります。

食事のあとは、下部食道括約筋《かつやく》がゆるむ現象が起こります。このときの下部食道括約筋は、胃が押されている人ほどゆるみが大きくなるとわかっています。下部食道括約筋が大きくゆるめば、その分、大量の胃酸や胃の内容物が食道に流れ込むので、逆流性食道炎も起こりやすくなります。

また、肥満の人は脂っこい食事を好んだり、アルコールを多く飲んだりする傾向が見られます。こうした食生活も、肥満の人に逆流性食道炎が多い理由と考えられています。

さらに、肥満の人は逆流性食道炎の原因の一つである食道裂孔《れつこう》ヘルニア（Q18を参照）になりやすいこともわかっています。

（三輪洋人）

Q16 逆流性食道炎はネコ背も原因になるというのは本当ですか？

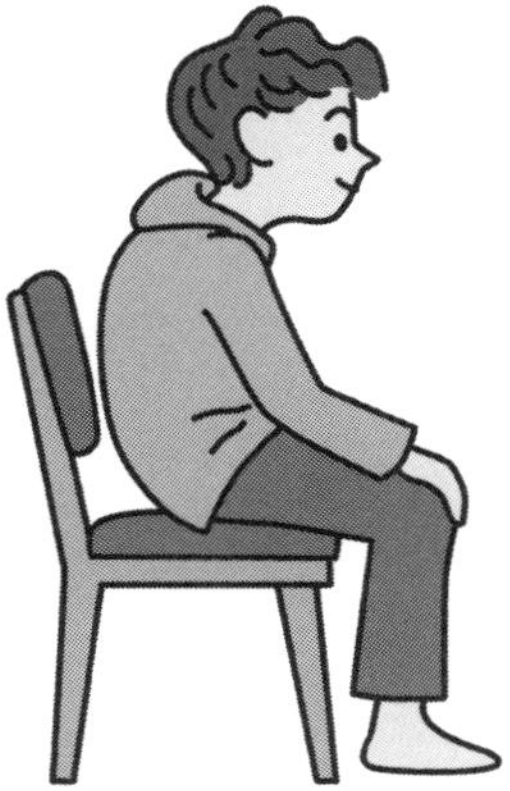

ネコ背の姿勢はおなか全体に圧をかけることになります。その結果、胃は圧迫され、胃酸が逆流しやすくなります。また、ネコ背の人があおむけに寝ると、胃のほうが食道よりも高い位置にくるので、逆流したものが胃に戻りにくくなって食道に長く留まりがちになることも、ネコ背の人に逆流性食道炎が多い理由の一つです。

実際、中高年の女性に見られる逆流性食道炎の多くは、骨粗《こつそ》鬆症《しょうしょう》からくるネコ背が原因といわれています。

庭仕事をするときの前かがみ姿勢も腹圧が高くなるため、ネコ背と同様に逆流性食道炎を招きやすくなるので注意しましょう。

ちなみに、重い荷物を持つときはグッとおなかに力を入れますが、これも腹圧を上昇させて胃酸の逆流が起こりやすくなるので注意してください。（三輪洋人）

Q 17
ストレスが逆流性食道炎の原因になるそうですが、その理由を教えてください。

食道や胃、腸などの消化器は、自分の力で消化活動を早めたり、抑制させたりすることはできません。こうした臓器は、交感神経と副交感神経という相反する働きをする自律神経（自分の意志と無関係に内臓や血管の働きを支配する神経）により、コントロールされています。

例えば、食事をして口の中に食べ物が入ってきたとき、また、好きな食べ物を見たりにおいをかいだりしたとき、その刺激が脳に届いて反射的に副交感神経が働き、胃酸や消化酵素（食べ物を消化分解し、栄養素を吸収しやすくする物質）の分泌《ぶんぴつ》量が増えます。

精神的・肉体的ストレスが体に加わると、大脳皮質から過剰な電気信号（インパルス）が自律神経の調節を担う視床下部に伝達されます。そこから自律神経を通して消化器にも伝わります。ストレスが一時的あるいは持続的に過剰に加わると、この流れにゆがみが生じ、自律神経が乱れてコントロール機能に支障が生じ、消化器が通常とは異なる反応をします。

例えば、胃では胃酸の分泌が乱れます。食事をしていないのに胃酸の分泌が促進されたり、食事中に過剰に分泌されたりします。このことが逆流性食道炎の発症に影響すると考えられています。

症状はあるのに検査では異常が見つからない非びらん性胃食道逆流症（Ｑ６を参照）は、特にストレスの影響が大きいといわれています。ストレスがあると食道の粘膜の感受性が高まるため、わずかな量の胃酸でも胸やけなどの症状が起こるとわかっています。

ただし、ストレスによって誰もが逆流性食道炎を発症するわけではありません。ストレスへの抵抗力や適応力がある人は問題ありません。**ところが、心配性だったり気分転換が苦手だったりする人はストレスを上手に対処できず、逆流性食道炎になりやすいといえます。**

したがって、ストレスを上手に解消することは、逆流性食道炎の予防につながります（Ｑ１３３を参照）。

（三輪洋人）

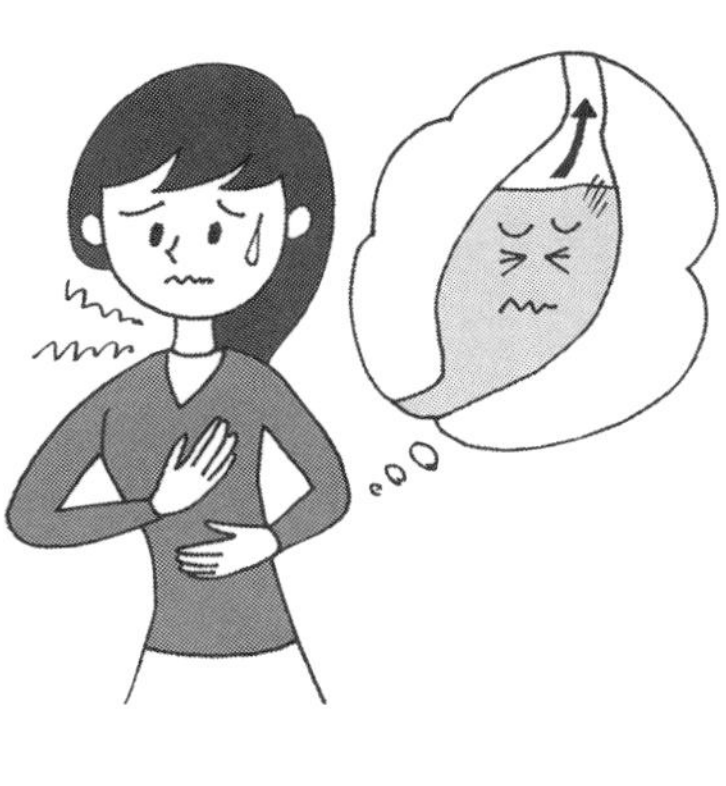

Q18

逆流性食道炎になりやすい「食道裂孔ヘルニア」とはなんですか？

胸とおなかの境界には、横隔膜と呼ばれる薄い筋肉の膜があります。食道はこの横隔膜を貫通して、胃につながっています。この貫通する穴を食道裂孔《れっこう》といいます。

食道裂孔ヘルニアとは、本来、食道裂孔の下部にあるべき胃が食道裂孔を通って、食道のほうに飛び出し、元に戻らない状態をいいます。食道裂孔ヘルニアには大きく三つのタイプがあり、噴門《ふんもん》と呼ばれる胃と食道の接合部が飛び出す「滑脱型《かつだつ》」が最も多く見られます。そのほか、胃の一部が飛び出す「傍食道型《ぼうしょくどう》」、噴門と胃の一部の両方が飛び出す「混合型《かつやく》」があります。

通常、下部食道括約筋は食道裂孔の場所にあり、下部食道括約筋だけでなく、横隔膜の筋肉によっても締められているので、胃酸が食道へ逆流することはありません。しかし、食道裂孔ヘルニアになると横隔膜の下部食道括約筋への圧が減るため、逆流を十分に防ぐことができません。それだけでなく、逆流した胃酸が胃に戻りにくくなるので、長く食道に留まることになり、逆流性食道炎の大きな原因になります。

食道裂孔ヘルニアの３つのタイプ

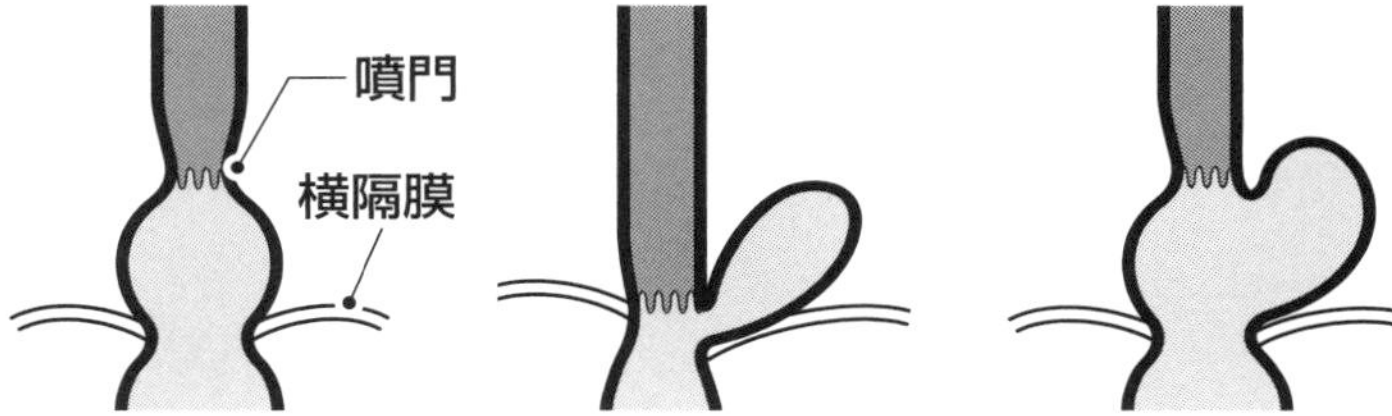

滑脱型
噴門（胃と食道の接合部）が飛び出している。

傍食道型
胃の一部が飛び出している。

混合型
噴門と胃の一部が飛び出している。

食道裂孔ヘルニアの多くは、腹圧が高くなって胃が押し上げられることが原因といわれます。そのため、肥満の人や妊婦さん、気管支ぜんそくでセキがよく出る人などに、特に多く発症します。

また、高齢になると横隔膜が食道を締めつける力が弱まって食道裂孔が広くなり、胃が食道へ飛び出しやすくなります。特に高齢で腰が曲がった女性に食道裂孔ヘルニアは多いといわれます。

食道裂孔ヘルニアが小さく症状がなければ、治療は要しません。しかし、逆流性食道炎を引き起こしている場合は、胃酸を抑える薬などで治療をします。薬物療法で十分な効果が得られなかったり、ヘルニアの程度がひどかったりする場合には手術が検討されます。

（三輪洋人）

Q19 逆流性食道炎に併発しやすい「機能性ディスペプシア」とはなんですか?

機能性ディスペプシアとは、胃の検査を行っても見た目には明らかな異常がないにもかかわらず、胃の不快症状がある状態をいいます。かつてはこうした状態に対し、神経性胃炎や慢性胃炎、ストレス性胃炎と診断していましたが、日本では2013年に正式な診断名として認められ、公的医療保険が適用されるようになりました。

胃の不快症状とは、具体的には食後の胃もたれや食事の途中ですぐにおなかがいっぱいになる早期飽満感などです。また、食事とは関係なく、みぞおちあたりの痛み(心窩部痛《しんか》)や、みぞおちあたりに焼けつくような感じ(灼熱感《しゃくねつ》)が起こったりするのも機能性ディスペプシアの代表的な症状です。機能性ディスペプシアの厳密な定義では、こうした症状が6カ月以上前から現れはじめ、3カ月前ごろからは週1回~数回以上つらいと感じる強さで見られることをいいます。しかし、日常診療の中では、**1カ月以上症状が続く場合には機能性ディスペプシアを疑います。**

機能性ディスペプシアは器質的な異常がなく一定の症状が見られることで診断され

るため、その原因はさまざまです。現代社会においてしばしば問題視される過剰なストレスなどが引き金となり、自律神経（自分の意志と無関係に内臓や血管の働きを支配する神経）が乱れて胃の運動異常や胃酸の分泌《ぶんぴつ》、知覚過敏が起こることが主な原因と考えられています。

逆流性食道炎の原因とも共通点が多く、機能性ディスペプシアを併発している人も少なくありません。

機能性ディスペプシアの患者さんは、胃酸に対して敏感になり、心窩部痛や灼熱感が起こることから、治療では胃酸の分泌を抑える薬もよく用いられます。逆流性食道炎においても、胃酸の分泌を抑えて逆流による刺激を少なくする薬が効果を示します。ですから、酸分泌抑制薬は機能性ディスペプシアと逆流性食道炎のどちらにも効果が期待できます。

薬の治療だけでなく、食事や生活を整えたり、ストレスを減らしたりする工夫も重要です。十分な睡眠を取る、症状を起こしやすい食べ物をさけ、よく噛《か》んで適量食べる、適度な運動や入浴などでリラックスするなど、自分なりの方法でストレス解消に努めることも、機能性ディスペプシアと逆流性食道炎の症状改善につながります。

（中田浩二）

Q20 逆流性食道炎になりやすいタイプがあれば教えてください。

食道の粘膜を傷つける一番の犯人は、胃液に含まれる胃酸です。その胃酸の分泌《ぶんぴつ》と大きくかかわっているのが、食事の内容です。肉や脂肪分の多い食べ物、カフェインやアルコールなどの刺激物は胃酸の分泌量を増やします（Q102〜106を参照）。こうした食事を続けている人は、逆流性食道炎の発症リスクが高くなります。

太っている人はおなかのまわりに脂肪がついています。胃が脂肪に押され、胃酸の逆流が起こりやすくなります（Q15を参照）。また、肥満の人には食道裂孔《れっこう》ヘルニアが起こりやすいことも胃酸の逆流と関係しています（Q18を参照）。

逆に、高齢者ではやせている人に逆流性食道炎が多いとされています。やせた人は腰が曲がっていることが多く、それが胃を圧迫して胃酸の逆流を起こすのではないかと推測されています。

唾液《だえき》の分泌が少ない人（Q24を参照）や、ピロリ菌の除菌治療を受けた人（Q13を参照）も、逆流性食道炎を起こしやすくなるとわかっています。

（三輪洋人）

Q 21 非びらん性胃食道逆流症になりやすいのはどんなタイプの人ですか？

非びらん性胃食道逆流症（Ｑ６を参照）では、食道が知覚過敏になっていて、少量の胃酸でも胸やけなどの症状を引き起こしていることが多々見られます。食道の知覚過敏の背景には自律神経（自分の意志と無関係に内臓や血管の働きを支配する神経）の乱れがあります。自律神経を乱す原因として大きいのがストレスです。

ちょっとしたことで緊張したり不安になったりする人や、責任感が強い・せっかち・几帳面《きちょうめん》、怒りっぽいといった人はストレスを抱えやすいので、非びらん性胃食道逆流症になりやすいタイプといえます。ストレスをためやすい人は、総じてやせていて、男性よりも女性に多く見られます。実際、逆流性食道炎は太っている男性に多い傾向がありますが、**非びらん性胃食道逆流症はやせ型の女性に多い傾向があります。**

また、仕事をリタイアした高齢者よりも、職場での人間関係や仕事上の悩みを抱えることが多い若い人のほうが非びらん性胃食道逆流症になりやすいと考えられます。

（三輪洋人）

Q22 逆流性食道炎は子供にも起こりますか？

子供にも逆流性食道炎は見られ、逆流の程度が強い場合は、心拍数が低下したり、顔色が悪くなったりすることもあります。そもそも乳児がミルクを飲んだあと、ゲップやセキとともにミルクを吐き出すことは珍しくありません。食道と胃の境目にある下部食道括約筋《かつやくきん》がまだ十分に発達していないことがその理由です。しかし、授乳のたびにミルクを吐き出すと栄養が十分に摂取できず、発達に影響することがあります。このようなときは、上半身を起こした姿勢で授乳したり、ミルクを飲ませたあとで体を起こして抱っこしたりすると、逆流しにくくなります。

通常、生後6～7カ月くらいから逆流は減っていきます。逆流がまだ続く場合でも、生後18カ月ころまでには多くの場合、逆流が見られなくなります。

しかし、授乳後にミルクの逆流とともに、ゼーゼー・ヒューヒューと音をさせて呼吸をする（喘鳴《ぜんめい》）、セキがひどい、嘔吐《おうと》の回数が非常に多いといった症状があったり、小児期まで続いたりする場合は、早めに医療機関を受診してください。なお、小児になって一度よくなったはずの食べ物の逆流が再発することもあります。

（三輪洋人）

Q23 逆流が起こりやすい時間帯やタイミングがあれば教えてください。

逆流が起こりやすい時間帯があります。「就寝中」と「食後2〜3時間」です。

日中の時間帯は、立っていたり座っていたりする姿勢で過ごすことが多く、食道は上から下に伸びた状態にあります。そのため、重力によって胃酸が食道に逆流しにくく、また逆流しても胃に戻されやすくなります。

ところが、就寝中は体を横たえるので、食道も胃も床と水平になります。そのため、重力の影響がなくなって胃酸が逆流しやすくなったり、逆流した胃酸が胃に戻りにくくなったりします。結果、胃酸が食道に長く留まり、炎症が起こりやすくなります（Q123を参照）。

唾液《だえき》には胃酸を中和したり、食道を洗い流したりする働きがあります。就寝中は唾液の分泌《ぶんぴつ》量が少なくなることも、逆流が起こりやすくなる要因となります。

また、食べ物の消化に要する食後2〜3時間は、胃酸の分泌が増えます。このとき横になると、胃酸が逆流しやすくなります。

（三輪洋人）

Q24 唾液が少ない人は逆流性食道炎が起こりやすいというのは本当ですか？

唾液《だえき》は唾液腺《せん》から成人で1日1～1・5ℓ《リットル》も分泌《ぶんぴつ》されています。唾液の働きは多岐にわたり、食べカスや細菌を口の中から洗い流したり、歯の表面に被膜を作り、虫歯の原因菌が入らないようにしたりするなど、口の中で健康維持に役立つさまざまな働きをしています。

さらに、口の中だけではなく、その先の食道でも活躍しています。

唾液はアルカリ性のため、食道に逆流した胃酸を洗い流したり中和したりして、食道が胃酸で傷つかないようにしているのです。したがって、唾液が少ないと逆流性食道炎を発症しやすくなると考えられています。実際、逆流性食道炎の人は、そうでない人よりも唾液の分泌量が少ない傾向にあるとの報告もあります。

逆流性食道炎の症状を軽減させるために、唾液腺を軽くさするマッサージ（耳たぶのやや前、上の奥歯あたりのほおを、円を描くように軽くマッサージする）を行って唾液の分泌を促すのもいい方法です。

（三輪洋人）

第2章

症状や経過についての疑問18

Q25 びらん性も非びらん性も、症状は基本的に同じですか？

胃食道逆流症は、びらん性・非びらん性ともに、胃液に含まれる胃酸の食道への逆流が最大原因です。したがって、症状は基本的に同じです。

びらん性と非びらん性に共通して多く見られる症状は胸やけですが、食道粘膜が傷ついていない非びらん性の患者さんでも、粘膜に炎症のあるびらん性の患者さんと胸やけ症状の頻度や程度は変わらないとされています。

なお、非びらん性の約半数は、心理的なことや食道運動機能の異常など胃酸の逆流とは関係のないことが原因で、胸やけや呑酸《どんさん》（胃酸が逆流し、のどや口の中がすっぱいと感じること。Q26を参照）が起きているとされています。そのため、びらん性では胃酸を抑える薬で改善することが多いのですが、非びらん性では改善が見られないことが少なくありません。

その場合は、薬の投与量や投与方法を変更したり、消化管運動改善薬や漢方薬などを併用したりして治療します。

（三輪洋人）

Q 26 すっぱいものがのどまでこみ上げる「呑酸」は、逆流性食道炎以外でも起こりますか？

呑酸《どんさん》のほとんどは逆流性食道炎で起こりますが、それ以外に数は多くはないものの、慢性喉頭炎《こうとうえん》、食道がん、胃がん、胃・十二指腸潰瘍《かいよう》、咽頭《いんとう》・喉頭がん、食道の蠕動《ぜんどう》運動（内容物を先に送り出す運動）が十分に働かなくなる消化管運動機能障害などでも呑酸が起こります。また、食道の蠕動運動が障害され、下部食道括約筋《かつやく》が十分に開かなくなる食道アカラシア（Ｑ61を参照）でも、呑酸が起こることがあります。

病気ではありませんが、肥満の人や妊娠後期の人は腹圧が高くなって胃酸が逆流しやすく、呑酸が起こる場合があります。

いずれにせよ、呑酸を覚える病気の大半は緊急の対応は必要なく、病医院に急いで行かなくても大丈夫です。

とはいえ、呑酸の軽視は禁物です。食道がんや胃がんが原因の場合もあるため、呑酸が続く場合は医療機関を受診して、原因をきちんと調べることをおすすめします。

（三輪洋人）

Q27 ゲップがよく出ますが、逆流性食道炎の可能性はありますか？

私たちは、飲んだり食べたりしているときに、飲食物といっしょに空気を飲み込んでいます。その空気が胃に入り、胃の内圧が高まって口から出るのがゲップです。ちなみに、空気が胃から腸へ進み、腸内で発生したガスといっしょになってお尻《しり》から出るものがおならです。

たくさん食べたあとなどにゲップが出るのは正常な体の反応です。ただし、健康な**人は、食後に数回しかゲップは起こりませんが、頻繁に出るとなると注意が必要です。病気の一症状としてゲップがよく出ることがあるからです。**その病気の代表が逆流性食道炎です。逆流性食道炎では、下部食道括約《かつやく》筋にゆるみがあるため、胃酸だけでなく、食事といっしょに飲み込んでしまった空気も食道へ逆流しやすくなります。

ゲップが頻繁に出る病気は、逆流性食道炎のほかにも、呑気《どんき》症（空気嚥下《えんげ》症）、胃潰瘍《かいよう》、機能性ディスペプシア（Q19を参照）、胃がん、食道裂孔《れつこう》ヘルニア（Q18を参照）などがあります。頻繁に出る人は受診して原因を調べるといいでしょう。（三輪洋人）

Q 28 食後にしゃっくりが止まりません。逆流性食道炎の疑いはありますか？

しゃっくりは正式には吃逆《きつぎゃく》といい、横隔膜がけいれんして空気が急に吸い込まれるときに「ヒック」と発音する現象を指します。一般的には、しゃっくりは食べすぎや炭酸飲料を飲んだとき、熱い・辛いといった食品を口にしたときに起こり、数分で治まることがほとんどです。ところが、中には2日以上続いたり（持続性吃逆）、1カ月以上続いたり（難治性吃逆）することがあります。

持続性・難治性吃逆の場合、病気が隠れている可能性があります。しゃっくりを起こす病気はたくさんあり、逆流性食道炎もその一つです。逆流性食道炎により、胃酸がのどまで逆流すると舌咽《ぜついん》神経を刺激し、横隔膜のけいれんが起こりやすくなります。そのため、逆流性食道炎ではしばしばしゃっくりが現れるのです。

逆流性食道炎のほかには、脳梗塞《こうそく》や脳出血、頸部《けいぶ》腫瘍《しゅよう》、肺がんなど重大な病気が原因のこともあるので、しゃっくりが長く続くときは医療機関で検査を受けてください。

（三輪洋人）

Q29 声がれ、のどのイガイガや長引くセキも逆流性食道炎と関係がありますか？

食道の上部は、口から食道に向かう食べ物の通路と、鼻から気管に向かう空気の通路の咽頭《いんとう》、そして気管の入り口である喉頭《こうとう》とつながっています。

逆流性食道炎により胃酸が食道から喉頭へ逆流すると、喉頭の粘膜にただれ（炎症）が起こり、セキやのどのイガイガが出やすくなります。さらに、その影響が咽頭内の声帯にまで及ぶと、声がかれたり出にくくなったりします。長引くセキも逆流性食道炎では比較的よく現れる症状です。**国内外の調査では、逆流性食道炎を含む胃食道逆流症（Q5を参照）の患者さんの10％以上に、慢性のセキが見られたとの報告があります。**

逆流性食道炎でセキが出るしくみは、逆流した胃液が喉頭から気管に流入して直接の刺激となって起こる場合と、胃液が食道の知覚神経を刺激し、その刺激が気管の神経にも伝わって反射的に起こる場合の二つが考えられています。

声がれやセキの症状は、カゼをはじめ肺や気管支などの呼吸器の病気、喉頭がんなどでも見られるので、軽視せずに専門医に診《み》てもらいましょう。

（三輪洋人）

Q30 逆流性食道炎で出血や吐血はありますか？

逆流性食道炎が重度になると、胃酸による食道のただれ（炎症）は広く、深くなっていきます。ひどいときには、粘膜の表面だけでなく下層にまで炎症が及び、食道潰《かい》瘍《よう》ができることがあります。

食道潰瘍になると、食道の壁の中まで損傷します。すると、食道壁に酸素や栄養素を送っている血管が破れて出血することがあります。**出血が食道をさかのぼって口から出ると吐《と》血《けつ》に、胃や腸に運ばれると下血（血便）になります。**吐血と下血では、血液の色に少し違いが見られます。吐血は多くが鮮明な赤色なのに対し、下血の場合は血液が腸を進む間に黒く変色するため、黒色便となります。

出血が続くと、貧血が起こりやすくなります。また、大量の出血を起こしてショック状態に陥ることもあるので注意が必要です。

なお、吐血や下血は食道潰瘍だけでなく、胃潰瘍や十二指腸潰瘍・胃がん・食道がんなどでも見られます。吐血や下血が現れたときは必ず医療機関を受診してください。

（三輪洋人）

Q31 逆流性食道炎と症状の似た病気はありますか？

逆流性食道炎の症状は多岐にわたります。しかも、ほかの病気でもよく見られる症状が多いので注意が必要です。例えば胃痛や嘔吐《おうと》・吐きけは、胃潰瘍《かいよう》や十二指腸潰瘍、胃がんでも見られる症状です。また、胸が焼けるように痛い、胸が締めつけられるように痛いなどと感じる胸痛の場合、狭心症や心筋梗塞《こうそく》かと思い、循環器科を受診するケースがあります。逆流性食道炎では胃腸症状がなく、セキだけが続くこともあります。この場合、インフルエンザやカゼに間違えられがちです。ぜんそく症状の場合も、ぜんそくの治療をしたけれど治らず、逆流性食道炎の治療に切り替えたら症状が改善したという例は珍しくありません。

逆流性食道炎は、主に下部食道括約筋《かつやく》がゆるんで胃酸が逆流する病気ですが、それとは逆に、下部食道括約筋がゆるまずに食べ物が食道に留まってしまう食道アカラシア（Q61を参照）という病気でも、嘔吐や食べ物のつまり感、胸の痛みなどの逆流性食道炎とよく似た症状が現れます。

（三輪洋人）

Q32 逆流性食道炎で不眠や耳の痛みも起こるそうですが、どんな関係がありますか？

体を横にすると、重力の影響がなくなるため、胃酸の逆流が起こりやすくなります。また、就寝中は逆流した胃酸を胃へ戻す唾液《だえき》の分泌《ぶんぴつ》量が減るので、逆流してきた胃酸が食道内で長く留まってしまい、胸やけなどの症状が起こりやすくなります。そのため、**就寝中に何度も目を覚ましたりぐっすりした眠りが妨げられたりして、不眠を招きます。**

もう一つ、逆流性食道炎で不眠が起こりやすくなる理由として睡眠時無呼吸症候群があります。逆流性食道炎は肥満の人に多く見られます。太っている人はのどのまわりに脂肪がついていて、あおむけに寝ると気道が狭くなって呼吸ができなくなります。すると呼吸をしようと脳は覚醒《かくせい》し、そのつど睡眠が途切れるので熟睡感が得られずに睡眠不足に陥るわけです。睡眠時の逆流症状を調べた海外の研究では、睡眠時無呼吸症候群の患者さんは睡眠中の約21％の時間に逆流症状が見られたのに対し、一般の人は約４％の時間にしか逆流が起こりませんでした。

睡眠中に逆流症状が起こった時間の割合

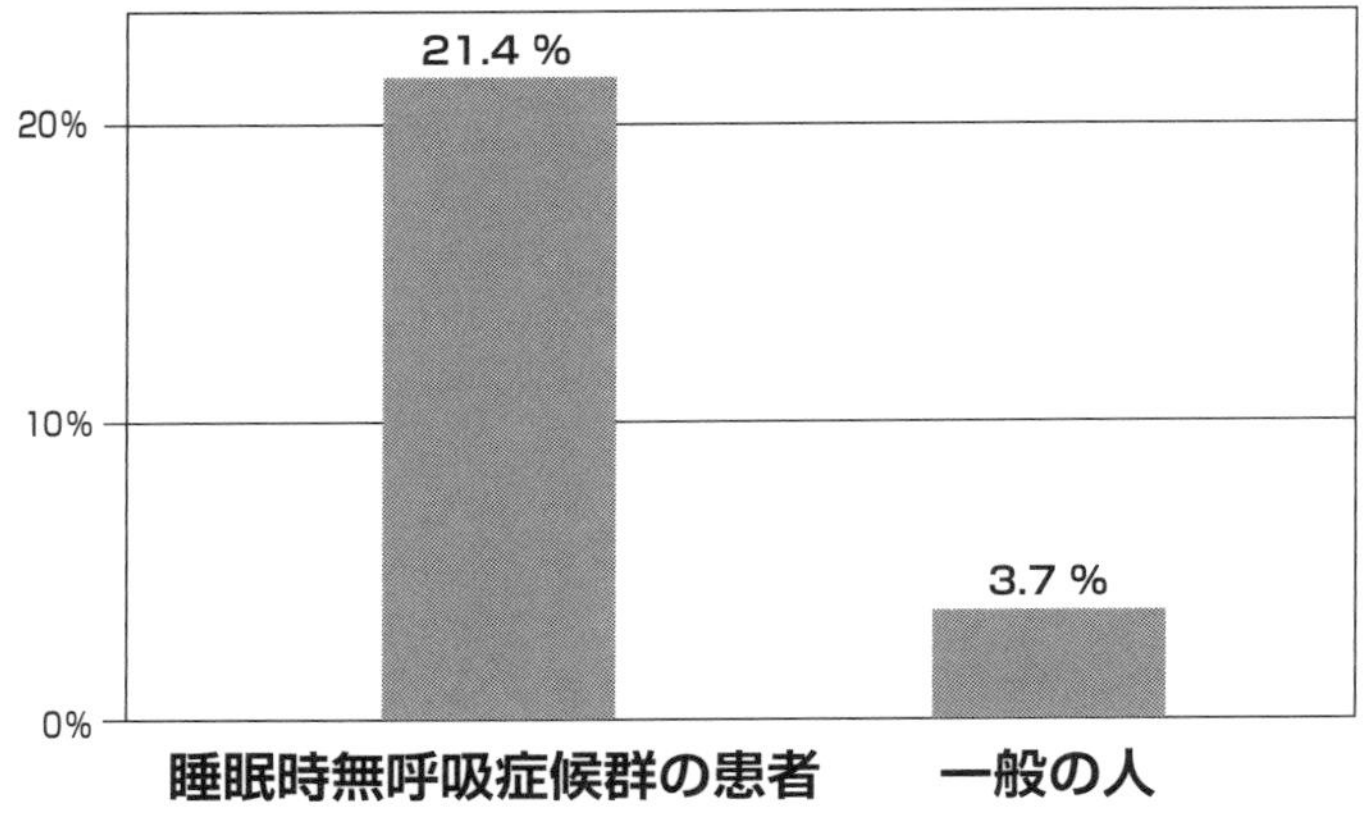

出典：Ing AJ,Ngu MC,Breslin AB. Obstructive sleep apnea and gastroesophageal reflux Am J Med.2000 Mar 6;108 Suppl 4a:120S-125S.

食道の上にあるのど、口は食道とつながっている一本の管です。のどには耳管という細い管があり、耳とつながっています。のどまで逆流した胃酸がこの耳管を通って耳にまで進むと、中耳炎などを起こして耳に痛みを感じることがあります。

ちなみに、胃酸がのどに逆流するとのどに炎症が起こって声がかれたり、のどに違和感を覚えたりします（Q29を参照）。胃酸が口の中にまで入ってきて、歯を溶かすこともあるとされています。また、のどは鼻ともつながっているので、胃酸が鼻に逆流して、鼻水がのどに流れる感じ（後鼻《こうび》漏《ろう》感）を訴える人もいます。（三輪洋人）

Q33 逆流性食道炎では、病気の経過とともに現れる症状は変化しますか？

逆流性食道炎の初期には、胸やけや胃液が口の中に逆流する呑酸《どんさん》といった症状が頻発します。

病気が進行すると食道粘膜がただれ、さらに粘膜下層や筋層にまで及ぶ食道潰瘍《かいよう》ができることがあります。そうなると、食道壁の血管が傷ついて出血し、吐血《とけつ》・下血する場合もあります（Q30を参照）。

食道潰瘍により、食道の内腔《ないくう》が狭くなる食道狭窄《きょうさく》になることも見られます（Q39を参照）。食べ物がスムーズに食道内を通過できなくなるため、食べ物がつかえたり、嘔吐《おうと》をくり返したりするようになります。つまりは、病気の経過で逆流性食道炎の症状は変化するのです。

なお、逆流性食道炎が長く続くと、食道がんに進行する可能性があるバレット食道（Q40を参照）になるかどうかは、まだ結論が出ていません。

（三輪洋人）

Q34 胃の手術後、逆流性食道炎になる人がいるそうですが、なぜですか？

胃の切除手術後に現れるいくつかの後遺症をまとめて、「胃切除後症候群」といいます。その一つが逆流性食道炎です。

胃には、入り口（噴門《ふんもん》）と出口（幽門《ゆうもん》）の2カ所に逆流防止の弁があります。噴門は胃酸の逆流を、幽門は十二指腸からの胆汁《たんじゅう》や膵液《すいえき》の逆流をそれぞれ防いでいます。胃がんの手術で噴門側を切除すると、噴門が失われて胃酸が食道へ逆流しやすくなります。

幽門側の切除の場合は、幽門の機能がなくなるとともに噴門周囲のリンパ節も取り除かれるため噴門の機能も低下します。そのため、十二指腸から胃に胆汁や膵液が流れ込み、さらに食道へ逆流しやすくなります。ときには口の中までさかのぼってくることもあり、その場合は、強い苦みを感じます。

特に、残った噴門側の胃と十二指腸の断片を縫合してつなぐビルロートI法という再建手術を受けた人は、胆汁や膵液の逆流が生じやすいとされています。

胃の切除手術後は逆流性食道炎になりやすい

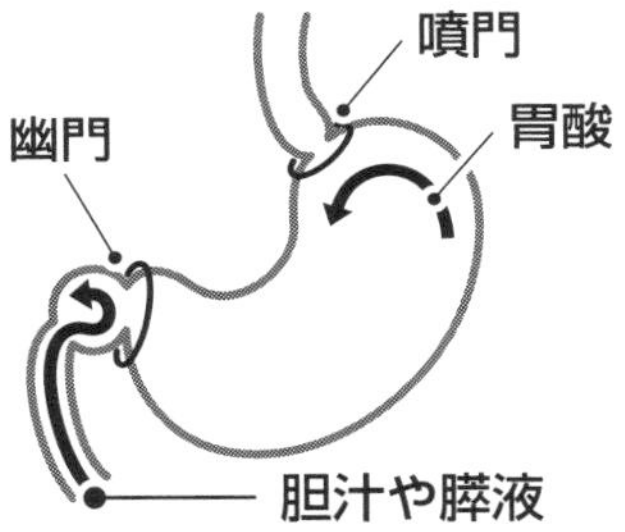

胃には噴門と幽門の2カ所に逆流防止の弁がある。

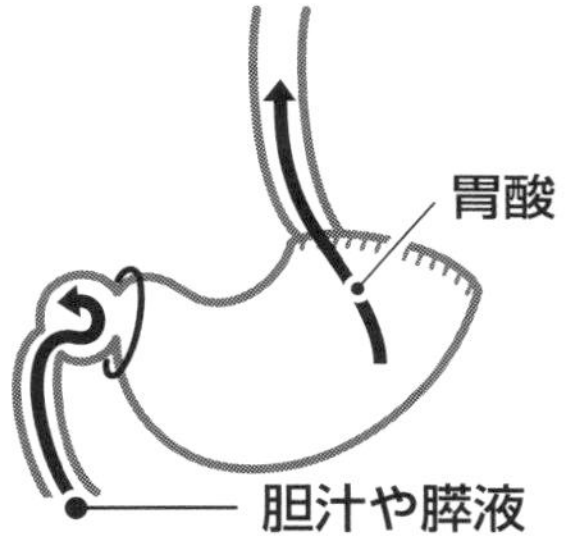

噴門側を切除すると胃酸が食道へ逆流しやすくなる。

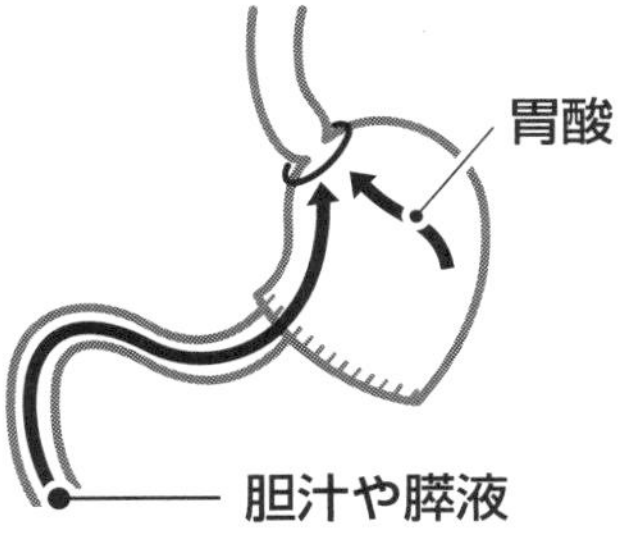

幽門側を切除すると十二指腸内の胆汁や膵液が胃から食道へと逆流しやすくなる。

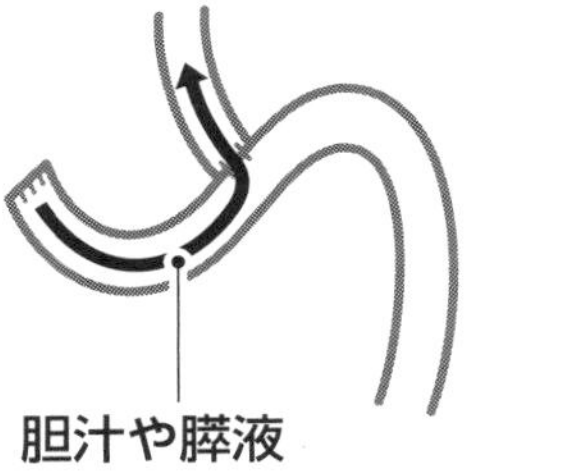

胃を全摘すると十二指腸内の胆汁や膵液が食道へと逆流しやすくなる。

　胃の全摘手術では、噴門と幽門のいずれも失われて逆流防止弁がなくなります。この場合も、胆汁や膵液が食道へ逆流しやすくなります。

　逆流は、草むしりや雑巾がけでの前かがみ姿勢や、大きな声を出しておなかに圧がかかったときに起こりやすくなるので、胃の手術をした人は注意してください。（三輪洋人）

Q35 逆流性食道炎が自然に治ることはありますか？

食道の粘膜が全体的にぐるりとただれているような重症の逆流性食道炎の場合は、さすがに自然に治ることは期待できません。ただし、ただれの程度が軽い、範囲が狭いといった軽症であれば、自然に治ることが少なくありません。

軽症の逆流性食道炎で無治療の患者さん105人を5年半、内視鏡検査の所見を追跡した研究によると、症状が悪化した人は約11%、症状に変化がなかった人は約60%で、治癒《ちゆ》した人は約30%だったと報告されています。

なお、軽症の人に対しては、胸やけなどの症状があるときだけ薬を飲むオンデマンド療法（Q87を参照）が行われることもあります。

（三輪洋人）

軽症であれば自然治癒もある

（患者：105人）

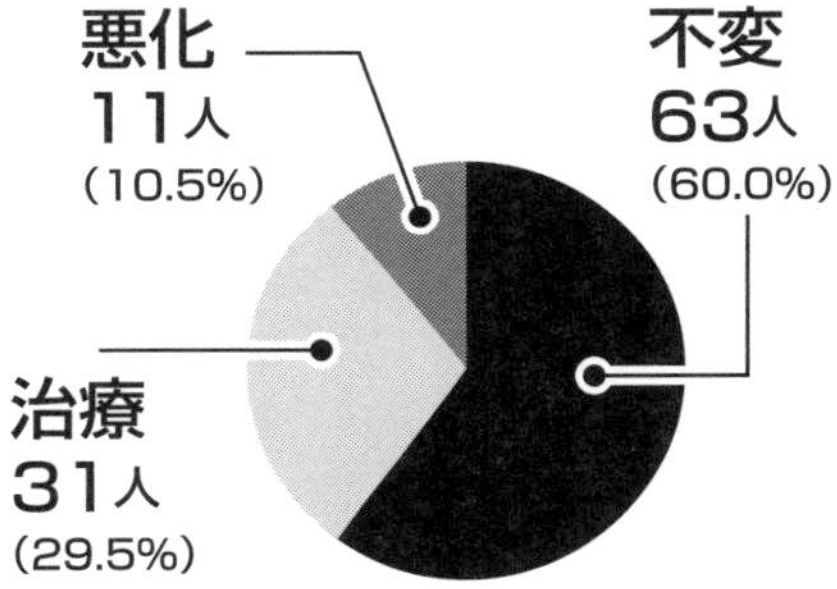

出典：J Gastoenterol Hepatol 2002;17:949-954

Q36 逆流性食道炎が原因で命を落とすことはありますか？

病気には、生命を脅かす悪性と生命に影響を及ぼさない良性があります。幸い、逆流性食道炎は良性の病気なので、心配は無用です。

しかし、胃酸の逆流により食道の粘膜がくり返し傷つけられると、その粘膜が扁平《へんぺい》上皮《じょうひ》から胃の粘膜と同じ円柱上皮に置き換わるバレット食道になることがあります（Q40を参照）。

問題は、このバレット食道が食道がん（食道腺《せん》がん）になる可能性を高めることです。ただし、これまでの研究から、バレット食道も食道腺がんも白人男性に多く、東洋人は黒人やインド系人種よりも少ないことがわかっています。したがって、日本人がバレット食道から食道腺がんになる割合は非常に低いといえます（Q41を参照）。

しかし、まれとはいえ、食道がんを発症する可能性はあるのですから、バレット食道の軽視は禁物です。逆流性食道炎と診断されたら、バレット食道になっていないか、定期的に診《み》てもらうことが大切です。

（三輪洋人）

Q37 逆流性食道炎は重症化すると生活にどのような支障をきたしますか?

1週間に1回以上、逆流性食道炎の症状が現れると、生活の質（QOL）に悪影響を与えるといわれています。

食事のたびに胸やけが起これば、食事自体を楽しめなくなります。症状が気になって集中力が低下し仕事や勉強がはかどらない、それがさらに進めば会社や学校を休むことにもなりかねません。大きな声で歌をうたうと腹圧が上がり、逆流の原因になるので、カラオケなどに行っても楽しさは半減します。かがんで庭仕事をしたり、筋トレで胸やけを感じたりする人は、そのような動作をさけるようになります。眠ろうと床についても胸やけや胸痛といった不快症状があれば、眠りが妨げられます。夜中に不快症状で何度も目覚めることもあり、そうなると、睡眠不足に陥ります。

こうしたことからわかるように、逆流性食道炎は生命を脅かす病気ではありませんが、症状により生活の質が損なわれます。**海外の調査では、未治療の逆流性食道炎の患者さんのQOLは、狭心症や心不全（軽症）、更年期障害よりも低いと報告されて**

逆流性食道炎でＱＯＬが低下

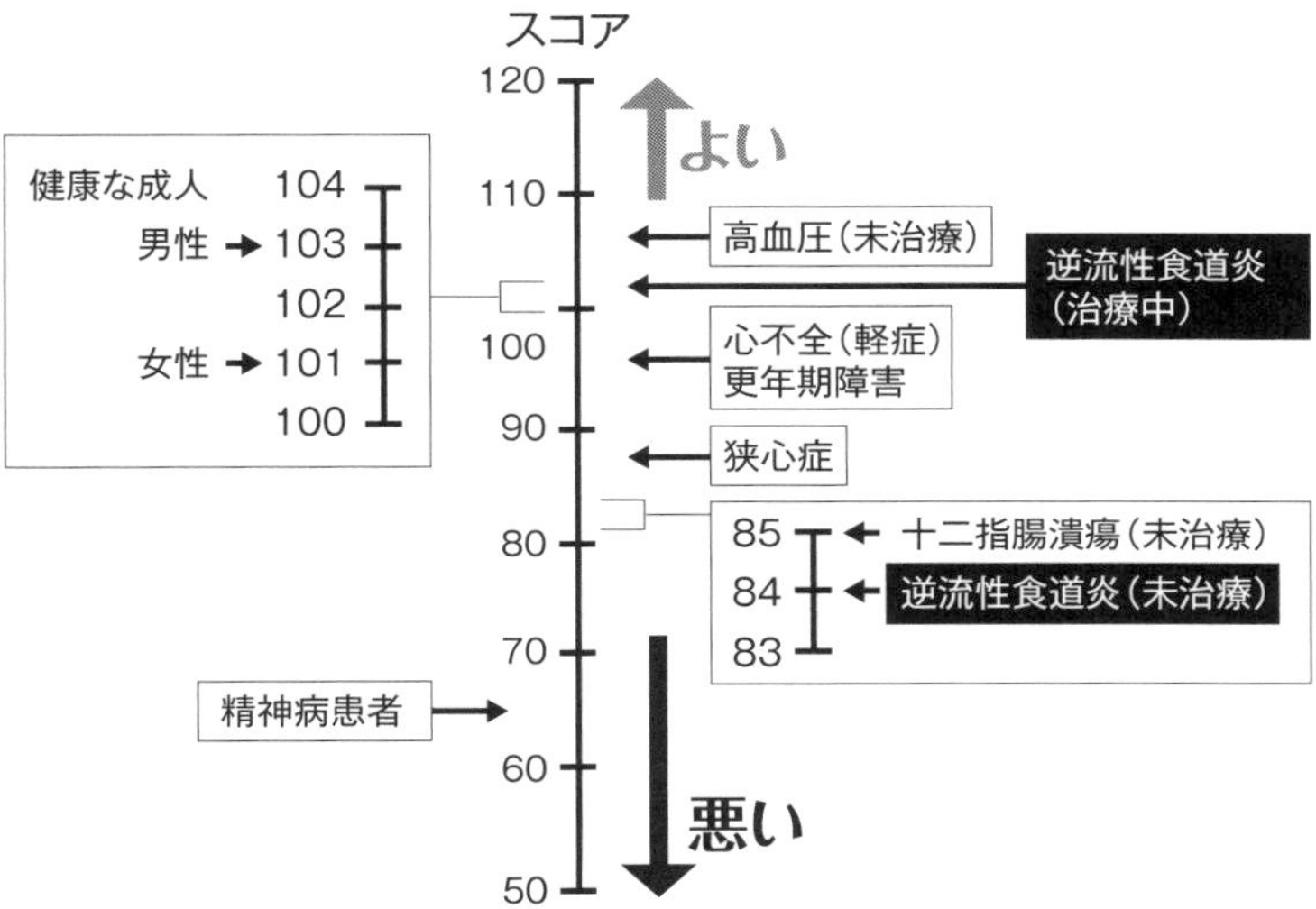

上の表は、病気の患者さんの生活の質（ＱＯＬ）を数値化したもの。これによると、逆流性食道炎の患者さん（未治療）のＱＯＬは、狭心症や心不全の患者さんよりも低くなっている。

出典：Dimenas E:Scand J Gastroenterol 28(Suppl 199):18,1993

います。また、同じ調査では、症状が重くなるほど、ＱＯＬはより低くなっています。日本でも、逆流性食道炎の患者さんは、健康な人に比べて心身ともにＱＯＬが低下しているとの調査結果が出ています。

　ＱＯＬを改善して豊かな人生を送るためにも、逆流性食道炎と診断されたらきちんと治療を受けることが大切です。（三輪洋人）

Q 38 逆流性食道炎を放置すると合併症が起こるというのは本当ですか？

逆流性食道炎を放置すると、粘膜の炎症が進んで、さまざまな合併症を引き起こします。

中でもよく知られているのが、食道粘膜の扁平上皮《へんぺいじょうひ》が胃の粘膜と同じ円柱上皮に置き換えられてしまうバレット食道です（Q40を参照）。まれに、このバレット食道から食道がんに移行する場合があるので、食道がんも逆流性食道炎の合併症といえます。

食道部分の合併症としては、ほかに食道潰瘍《かいよう》や食道狭窄《きょうさく》（食道が狭くなること。Q39を参照）、食道裂孔ヘルニア（Q18を参照）があります。

食道部分以外の合併症の代表が睡眠障害です（Q32を参照）。これについては国内外でこれまで多く

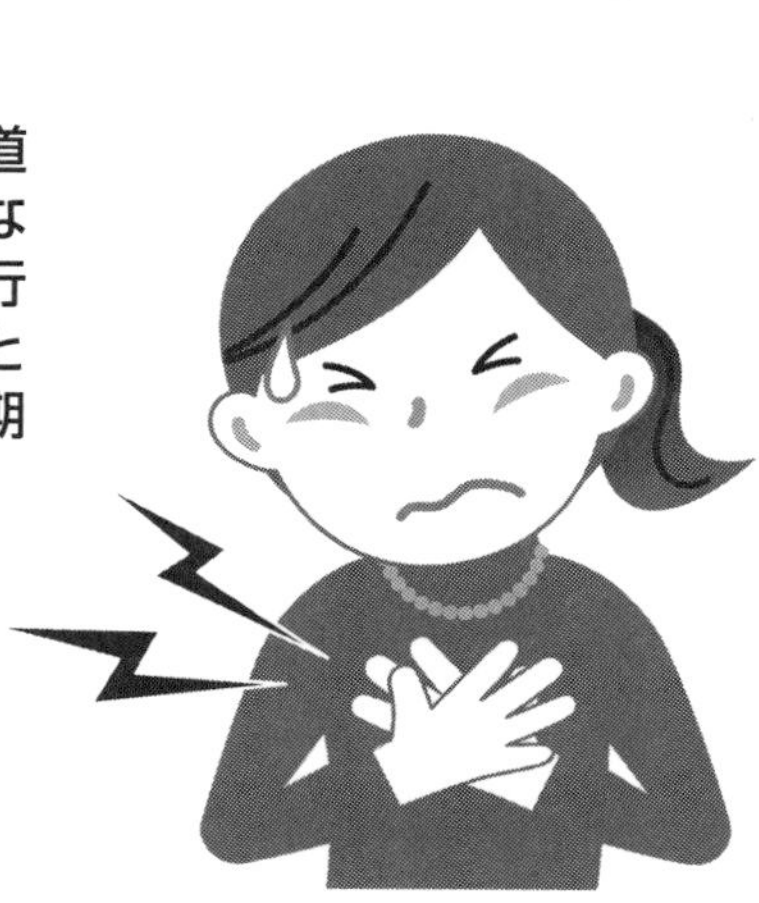

バレット食道は気がつかないうちに進行していることもある。早期発見が大切。

誤嚥性肺炎を招く可能性もある逆流性食道炎は、嚥下機能（食べ物を飲み込む働き）が低下する原因の1つともいわれる。

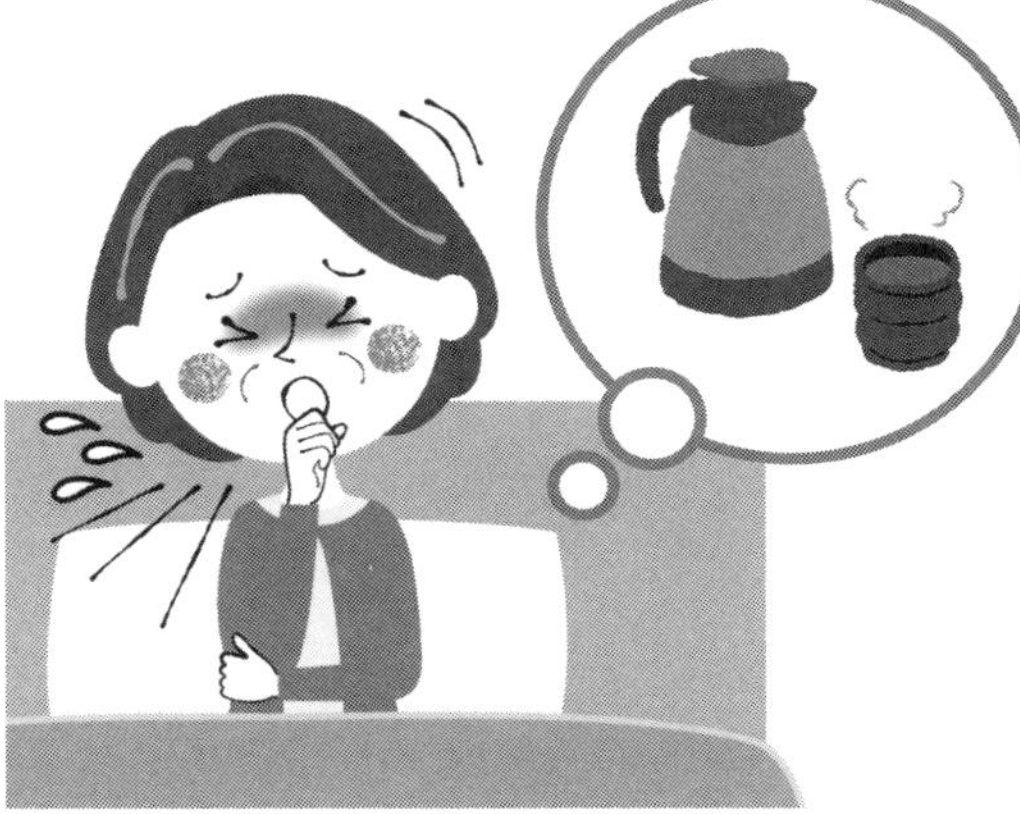

の研究が行われており、どの研究でも、逆流性食道炎の症状がある人のほうが、症状がない人よりも有意に睡眠障害に悩んでいる割合が大きいという結果が出ています。

胃酸の逆流がのどまで及ぶと咽頭《いんとう》や喉頭《こうとう》に炎症が起こる咽喉頭炎や喉頭ポリープ、ぜんそくなどが発症します。ぜんそくについては海外で大規模調査が行われ、逆流性食道炎の症状がある人は、症状のない人に比べ、1・6～1・97倍もぜんそくにかかる人が多いと報告されています。

そのほか、副鼻腔《ふくびくう》炎や肺炎・中耳炎・睡眠時無呼吸症候群・歯牙酸蝕《しがさんしょく》症（酸により歯が溶けること）を合併することがあるといわれています。

高齢者の場合は、逆流した胃酸が肺に入り、誤《ご》嚥《えん》性肺炎を引き起こすこともあるので注意が必要です。

（三輪洋人）

Q39 逆流性食道炎で食道が狭まり、飲み込みづらくなるというのは本当ですか？

皮膚に傷ができたときのことを思い出してみてください。傷が治ったあとで皮膚が引きつり、収縮して硬く盛り上がった傷あとが残った経験は誰もがお持ちでしょう。食道の粘膜でも、皮膚と全く同じことが起きます。

胃酸により食道の粘膜にただれが起こると修復機能が働いて治りますが、引きつって収縮し、傷あとが残ります。何度も修復がくり返されると、傷あとはさらに収縮して盛り上がってきます。

収縮が縦方向に起こると食道の上下の長さが短くなりますが、横に起こると食道の内腔《ないくう》が狭くなります（食道狭窄《きょうさく》）。食道が狭くなれば、当然、飲み込みづらくなります。

また、食道は食べ物が入ってくると、伸び縮みしながら、のどから送られてきた食べ物を胃のほうへ送り出しますが（蠕動《ぜんどう》運動という）、食道狭窄などが起こっていると食道の筋肉は硬く弾力も低下しているため、蠕動運動がスムーズに行われません。そのため、食べ物がつまって飲み込みづらくなるのです。

（三輪洋人）

Q40 逆流性食道炎が原因で起こる「バレット食道」とはなんですか？

食道の粘膜は、魚のウロコに似た薄くて平らな「扁平上皮《へんぺいじょうひ》」という細胞からできています。一方、胃や腸の粘膜は、縦長で円柱形をした「円柱上皮」という細胞でできています。ちなみに皮膚も扁平上皮でできています。

バレット食道とは、食道下部の粘膜が胃と同じ円柱上皮に置き換えられてしまった食道のことです。

胃酸の逆流が起こると食道下部の粘膜に炎症（ただれ・びらん）が生じます。そのたびに粘膜が修復されるのですが、逆流が何度もくり返されるとこの部分の扁平上皮が胃や腸の粘膜と同じタイプの円柱上皮に覆われてしまうことがあります。この症例を１９５０年代に英国のバレットという胸部外科医が世界で初めて報告したことから、バレット食道と呼ばれています。

バレット食道は、置き換わった扁平上皮のサイズによって二つに大別されます。置き換わった扁平上皮が３センチ以上をロングバレット食道、３センチ未満をショートバレット食道といいます。欧米ではロングバレット食道が多く見られますが、日本ではほとんどがショートバレット食道です。

バレット食道は、非常に短いものも含めると日本では逆流性食道炎の患者さんの30～50％に認められるといわれています。

バレット食道自体は悪性ではなく、通常、積極的な治療は行われません。ただし、バレット食道から食道がんが発生することがあります。したがって、バレット食道と診断されたら定期的に受診して内視鏡検査を受けることをおすすめします。

（三輪洋人）

バレット食道の粘膜

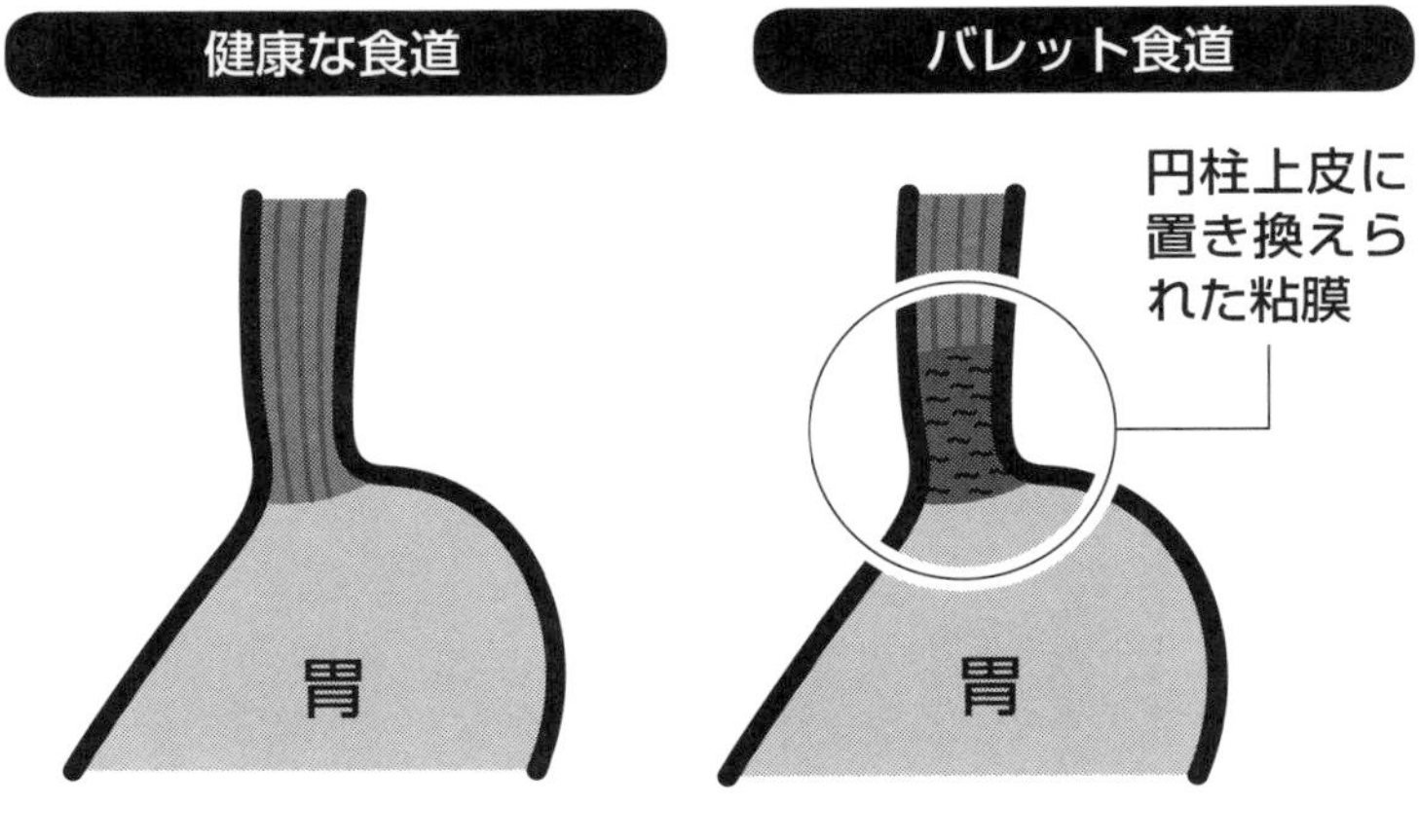

バレット食道とは、食道下部の粘膜が胃と同じタイプの粘膜「円柱上皮」に置き換えられた食道のことをいう。

Q 41 バレット食道は食道がんの原因になるそうですが、くわしく教えてください。

バレット食道、特に円柱上皮に置き換わった粘膜が3㌢以上あるロングバレット食道があると、食道がんの発生リスクが高くなることがわかっています。しかもそのがんは、食道腺《せん》がんという特殊なタイプです。

がんになる可能性があると聞いただけで、心配するかもしれません。しかし、そのリスクは年間0・3％程度ですし、日本人の場合はショートバレット食道がほとんどなので、**食道腺がんになる確率はかなり低いといえます。**

とはいえ、食道がんは、治療後の5年生存率があまり高くない難治性のがんです。バレット食道ができる前に逆流性食道炎を治すこと、バレット食道が見つかったら定期検査をして、がんの早期発見に努めることが大切です。

なお、バレット食道は一度発生すると改善しにくいとされていますが、酸分泌《ぶんぴつ》抑制薬で胃酸の逆流を防ぐことで進展を抑えることができます。

（三輪洋人）

Q42 逆流性食道炎で、胸や首のかゆみ・痛みなど、皮膚に現れる症状はありますか？

逆流性食道炎でかゆみなどの症状が現れることはないのですが、かゆみを伴う病気が逆流性食道炎を引き起こすことはあります。その一つが皮膚が硬くなる全身性強皮症です。全身性強皮症は、病気から体を守る免疫システムに異常をきたし、自分自身の体を攻撃してしまう自己免疫疾患《しっかん》の膠原病《こうげんびょう》の一つです。皮膚が徐々に硬くなるのが大きな特徴で、そのさいは皮膚のかゆみや痛みを伴うことがあります。全身性強皮症では、消化器にも変化が現れることがあります。最もよく見られるのが食道です。食道の筋肉や下部食道括約筋《かつやくきん》の組織が硬くなってくると、逆流が増えることに加えて蠕《ぜん》動《どう》運動（内容物を先に送り出す運動）が起こりにくくなります。このため、逆流した胃液が食道に留まりやすくなり、比較的重症の逆流性食道炎が引き起こされます。

全身性強皮症を含め、膠原病は女性に多く発症します。女性で重度の逆流性食道炎がある人は、背景に膠原病が隠れていることがあるので、専門医にくわしく調べてもらうことが大切です。

（三輪洋人）

第3章

検査・診察・診断についての疑問20

Q43 胸やけや呑酸があって逆流性食道炎が疑われる場合、何科に行くべきですか？

逆流性食道炎が疑われる場合、行くべき診療科は、内科・消化器内科・胃腸科などです。消化器センターを設置している医療機関もあります。こうした診療科では、症状に応じて薬を処方したり必要に応じて内視鏡検査を行ったりします。

胸やけや呑酸《どんさん》（胃酸が逆流し、のどや口の中がすっぱいと感じること）など逆流性食道炎の典型的な症状が主体であれば、逆流性食道炎を疑うことができますが、飲み込みにくい、のどの違和感など、食道以外に症状が出る場合には、のどの病気を心配して耳鼻咽喉《いんこう》科を受診することもあるようです。耳鼻咽喉科では、鼻から細い内視鏡を入れてのどを観察し異常がないことから逆流性食道炎と診断されることもあります。

慢性のセキやぜんそくがあれば呼吸器科を、また胸痛があれば循環器科を受診することも多いと思いますが、もし、呼吸器や循環器に異常が見つからなければ、逆流性食道炎の症状の可能性があります。症状が続く場合には、必要に応じて専門科を紹介してもらいましょう。

（中田浩二）

Q 44 診断や治療は近所のクリニックでも大丈夫ですか？ 大学病院に行くべきですか？

深刻な病気が疑われたり、緊急を要する場合は設備の整った病院の受診がすすめられますが、逆流性食道炎の症状であれば、まずは近所のクリニックで診療してもらうのがいいでしょう。症状を和らげるために酸分泌《ぶんぴつ》抑制薬を処方して様子を見ることもありますが、ふだん食道や胃の検査を受けていない人や強い症状が長く続いている人には内視鏡検査を受けることをおすすめします。ほとんどのクリニックは大学病院など大きな医療機関と連携しているので、くわしい検査や手術などの治療が必要な場合は、適切な病院を紹介してくれます。紹介状なしでいきなり大きな医療機関を受診すると、診察料のほかに数千円の「選定療養費」がかかるので注意してください。

逆流性食道炎の基本は食事や生活習慣の改善と薬物療法ですが、長期間の服用が必要になることも少なくありません。長期にわたり定期的に受診するには、家や職場に近くて待ち時間が短いかかりつけのクリニックのほうが便利です。また、相性のいい医師に診《み》てもらうことも大事なポイントです。（中田浩二）

Q45 逆流性食道炎はどのように診断されますか？ 内視鏡検査は必ず行いますか？

逆流性食道炎の診断で重要なのが、症状についてのくわしい情報です。逆流性食道炎では、胸やけや呑酸《どんさん》（胃酸が逆流し、のどや口の中がすっぱいと感じること）といった典型的な症状以外にも、逆流に関連したさまざまな症状が見られることがあります。また機能性ディスペプシア（Q19を参照）の症状が併発することもしばしばです。正しく診断し、患者さんが困っている症状を見逃さないためには、質問票を用いるのが有効です。そのため、日常診療では自己記入式アンケートが用いられることがあります（Q47を参照）。

内視鏡検査は必ず行うわけではなく、胃食道逆流症診療ガイドラインでも逆流性食道炎を疑う症状に対して胃酸の分泌《ぶんぴつ》を抑えるプロトンポンプ阻害薬（ＰＰＩ）の投薬治療を行い、症状が改善したら経過観察を行うという選択肢も示されています。このような方法を診断的治療といいます（Q48を参照）。これにより症状が改善されて症状が再び起こらなければ、一時的な症状と判断して治療は終了します。

逆流性食道炎の診断の流れ

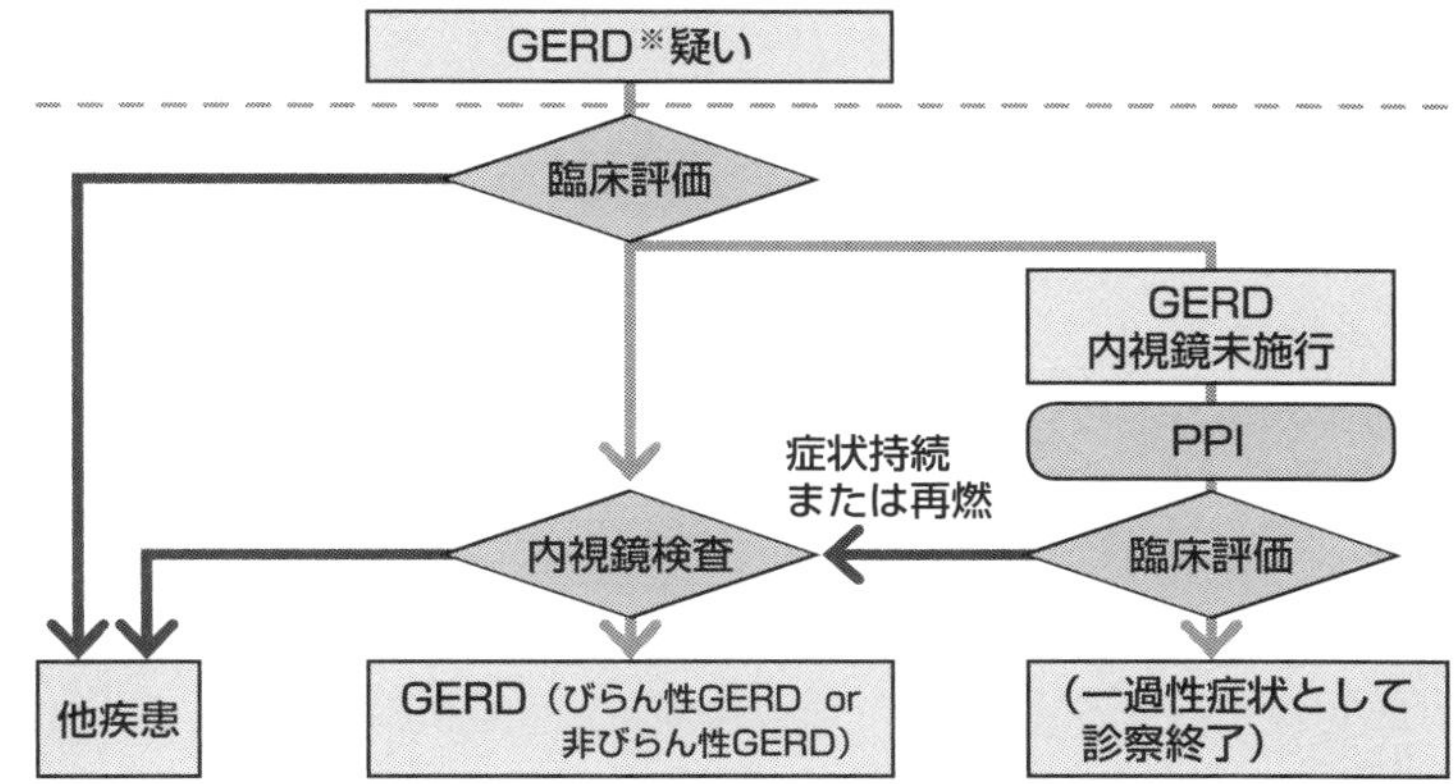

出典：「胃食道逆流症診療ガイドライン2015」より

※ GERDとは胃食道逆流症のこと（Q5を参照）

ふだん健診や人間ドックなどで食道と胃の検査（レントゲン検査や内視鏡検査）を受けている人には、このような治療が安全に行えます。そして、症状がよくならない場合や、改善した症状が再び悪化する場合などには内視鏡検査を行います。問診などで逆流性食道炎以外の病気が疑われる場合や、食道と胃の検査をほとんど受けていない場合、また逆流性食道炎と診断がついていても食道粘膜傷害の重症度を調べたい場合には内視鏡検査を行います。それにより、がんや潰瘍《かいよう》などのほかの病気があるかどうか、逆流性食道炎なのか非びらん性胃食道逆流症（Q６を参照）なのかが判断できます。（中田浩二）

Q46 問診では何を聞かれますか？

逆流性食道炎を強く疑ううえで大いに参考になるのが症状です。「いつごろからか」「どのような症状がどのようなときに起こるのか」「どの程度の強さなのか」「どのくらいの時間、症状が持続するか」「起こる頻度はどの程度か」「逆流性食道炎以外の症状はあるか」などが聞かれます。

逆流性食道炎と似た症状を引き起こす病気があるので、それらを区別するために「心臓病や呼吸器疾患《しっかん》にかかったことがあるか」「膠原病《こうげんびょう》などの自己免疫疾患や高血圧、糖尿病の治療中か」なども質問されます。

逆流性食道炎の治療では薬物療法が基本となるため、現在服用している薬やアレルギーの有無などについても聞かれます。

また、症状以外にも生活は規則的か、過労やストレスはないか、タバコやアルコールなどの嗜好品《しこう》の摂取の有無と程度、食べ物の好み（高脂肪食、高スパイス食、柑橘類《かんきつ》、イモ類、チョコレート、ペパーミント、コーヒー、炭酸飲料など）や食べ方（過食や早食い）についても聞かれることがあります。

（中田浩二）

Q47 病院で問診に使う逆流性食道炎チェック表があるそうですが、どんな表ですか？

胸やけと呑酸《どんさん》（胃酸が逆流し、のどや口の中がすっぱいと感じること）は逆流性食道炎の特徴的な症状ですが、ときには胃の痛みやもたれ、声がれやセキなど食道の病気とは一見関係のない症状を起こすこともあるので、注意深く症状を調べることが重要です。症状を調べるツールとして、これまでに国内外でさまざまな自己記入式アンケートが開発されてきています。このアンケート調査だけで、60～70％程度の診断がつくといわれています。

日本の診療現場でよく使われているものの一つが日本で開発された「ＦＳＳＧ（Ｆスケール問診票）」です。12項目からなり、項目1、4、6、7、9、10、12は胃酸の逆流が関係する症状、項目2、3、5、8、11は胃酸過多による胃の運動不全が関係する症状です。スコアが8点以上だと、逆流性食道炎の可能性が高いとされます。

ただし、Ｆスケール問診票を含め自己記入式アンケート結果で確定診断されるわけではありません。確定診断には内視鏡検査が必要です（Ｑ49を参照）。

（三輪洋人）

Fスケール問診票

あなたには、以下にあげる症状（12項目）がありますか？
該当する場合は、その程度を右の数字（スケール）に○をつけてお答えください。

	症　状	記入欄				
		ない	まれに	ときどき	しばしば	いつも
1	胸やけがしますか?	0	1	2	3	4
2	おなかがはることはありますか?	0	1	2	3	4
3	食事をしたあとに、胃が重苦しい（もたれる）ことはありますか?	0	1	2	3	4
4	思わず手のひらで胸をこすってしまうことがありますか?	0	1	2	3	4
5	食べたあと気持ちが悪くなることがありますか?	0	1	2	3	4
6	食後に胸やけが起こりますか?	0	1	2	3	4
7	のどの違和感（ヒリヒリなど）がありますか?	0	1	2	3	4
8	食事の途中で満腹になってしまいますか?	0	1	2	3	4
9	ものを飲み込むと、つかえることがありますか?	0	1	2	3	4
10	苦い水（胃酸）が上がってくることがありますか?	0	1	2	3	4
11	ゲップがよく出ますか?	0	1	2	3	4
12	前かがみをすると、胸やけがしますか?	0	1	2	3	4

診断　**すべての合計点数が8点以上なら逆流性食道炎（胃食道逆流症）の可能性が高い。**

合計点数 □＋□＋□＋□

総合計点数 ＝ □

出典：Kusano M, et al. : J Gastroenterol.,39,888(2004)

Q48 逆流性食道炎の治療と診断を兼ねて胃薬を処方されました。どういうことですか？

逆流性食道炎の胸やけなどの定型症状が主体で、症状がそれほど強くなく持続期間も長くなくて悪性疾患《しっかん》を疑う徴候のない場合や、高齢で内視鏡検査が負担となる場合に、**胃薬を処方して1〜2週間後の逆流性食道炎の治療効果を診《み》て逆流性食道炎かどうかを判断することがあります。**処方される胃薬は、逆流性食道炎の治療に使われる酸分泌《ぶんぴつ》抑制薬のプロトンポンプ阻害薬（ＰＰＩ）です。服用して症状が改善すれば薬の効果があった、すなわち、胃から食道への胃酸の逆流が症状の原因と判断されます。このように疑われる病気に対して検査より先に治療を行い、症状が改善したことによって診断する治療を「診断的治療」**あるいは、使用薬からPPIテストともいいます。**

この診断的治療のいい点は、薬を飲むだけなので体への負担が少なく、簡便でコストが低い点です。一方で、胃潰瘍《かいよう》や胃がん、食道がんなどの病気のさいにもＰＰＩの服用により症状が一時的に改善することがあります。その場合、逆流性食道炎と誤って診断することにより、重篤《じゅうとく》な病気の発見が遅れることがあります。

（中田浩二）

Q49 内視鏡検査をするとなにがわかりますか？

内視鏡検査とは、消化管の内側から直接、粘膜の状態を観察して異常の有無を調べる検査法です。先端にレンズがついている細い管を口または鼻から挿入し、レンズの位置や向きを変えながら、モニターに映し出される食道や胃などの粘膜を観察します。

内視鏡検査により、のどから十二指腸までの間に逆流性食道炎以外の病気（がんや潰瘍《かいよう》など）がないかどうかを調べることができます。これらの病気でも逆流性食道炎に似た症状が起きることがあるので、内視鏡検査を行って鑑別することは重要です。

また逆流性食道炎については、びらんの有無やその広がり、色調変化を捉えることによって逆流性食道炎の重症度を調べることができます（Q52を参照）。

逆流性食道炎の原因となる食道裂孔《れつこう》ヘルニア（Q18を参照）の有無や程度を調べたり、胃酸や胆汁《たんじゅう》の逆流により食道粘膜が変化して食道がんの原因にもなるバレット食道（Q40を参照）の有無を調べたりすることもできます。ただし、逆流性食道炎の症状があっても非びらん性胃食道逆流症（Q6を参照）のように、粘膜にびらんがない場合は内視鏡検査で異常を見つけることができません。

（中田浩二）

Q50 痛くない、苦しくない内視鏡検査というのはありませんか？

内視鏡検査を受けて、「つらかった」「痛かった」などと感想を述べる人が少なくありません。経口内視鏡検査ではのどに、経鼻内視鏡検査では鼻腔《びくう》に麻酔をしますが、それでも痛みや不快感を感じることがあります。**そうした苦痛を軽減するために、鎮静剤を使用する医療機関もあります。鎮静剤は静脈注射で投与します。**

鎮静剤が投与されると、不安や緊張が取れてらくに検査を受けることができます。ウトウトしているうちに検査が終わることも少なくありませんが、鎮静剤の効果は人によって違うので、中には多少のつらさを感じる人もいます。鎮静剤により、血圧が下がったり呼吸が弱くなったりすることがあるので、検査中に呼吸の状態や血圧、脈拍などの確認が行われたりします。

検査後１～２時間するとだいぶ頭もスッキリとしてきますが、しばらく鎮静剤の効果が続いて半日程度頭がボーッとすることもあります。**検査を受けた日は車や自転車の運転は危険なのでやめましょう。**

（中田浩二）

Q51 内視鏡検査を受けるさいの注意点を教えてください。

胃のバリウム検査（消化管造影検査）も同じですが、胃の中が空っぽでないと十分な検査ができません。検査の前日の夕食は遅くても夜の8時ごろまでにすませてください。消化のよい食事を少なめにとるようにし、高脂肪食やアルコールは控えましょう。それ以降、口に入れられるのは水かお茶のみです。

検査当日の朝食はとってはいけません。水以外の飲料も飲まないようにしましょう。喫煙することも禁止です。薬の種類によって、検査当日は中止したほうがよいものと、いつもどおり服用したほうがよいものがあります。服用している薬がある場合は、事前に医師に確認してください。

病院によっては、検査着に着替えて内視鏡検査を受けることになります。そうでない場合は体を締めつけないゆったりした服を着ていくようにしましょう。唾液《だえき》や検査時に使うことのある色素で服が汚れることもありますので、高価な服は着用しないのがベストです。

検査を受けるときはつい緊張して体に力が入ってしまう人が多いのですが、怖がらずに安心してリラックスして受けるようにしましょう。検査中に唾液を飲み込むとむせ込みの原因になるので、唾液が出ても飲み込まず、口からそのまま流れ出るようにしてください。

麻酔が十分に切れるまでは（1時間程度）、誤嚥《ごえん》（飲み込んだ飲食物が気管に入ること）の危険をさけるため、飲食は禁じられます。十分な時間を空けて、まずは少量の水を飲んでみて、むせ込まないことを確認してから食事や飲料をとるようにしましょう。検査のさいに「生検」といって組織の一部を採取した場合は、当日はアルコールや刺激物をさけ、消化のいい〝やわらかい〟ものを食べてください。（中田浩二）

内視鏡検査を受ける前の注意点

前日

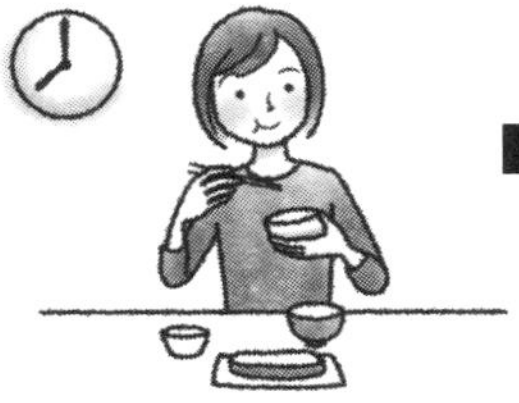

- 夕食は8時ごろまでに。
- 消化のよい食事を。
- アルコールは控える。

以降、水かお茶以外は飲まない。

当日

✕ 朝食はとらない。

✕ 水以外は飲まない。

✕ タバコは禁止。

- 服用している薬は飲んでいいか事前に相談しておく。
- 服装はゆったりとしたものを着る。

Q 52

逆流性食道炎の重症度がわかる「ロサンゼルス分類」とはなんですか？

内視鏡観察による逆流性食道炎の重症度をどのように決めたらいいか、これまでにさまざまな分類法が提唱されてきました。１９９４年にロサンゼルスで開催された世界消化器病会議で紹介され、現在、世界中で広く用いられているのがロサンゼルス分類です。この分類法が従来の方法と異なるのは、食道のびらん・潰瘍《かいよう》ではなく、粘膜傷害という捉え方をしたことでした。そして、粘膜傷害の縦横の広がりによって、グレードＡ～Ｄの４段階に分類し、グレードＡ・Ｂを軽症、グレードＣ・Ｄを重症としました。このグレード分類は、食道への胃酸逆流の程度、胸やけの重症度や治療の反応性などとも相関していることから、信頼性の高い分類と考えられています。

日本では、全く所見を認めないグレードNとAの間に粘膜傷害はないが粘膜の白濁、肥厚《ひこう》、発赤などの色調変化を認めるグレードMを置くことが日本医科大学の星原芳雄《ほしはらよしお》先生らにより提唱され（改訂ロサンゼルス分類）、広く受け入れられています。

（中田浩二）

ロサンゼルス分類による逆流性食道炎の重症度

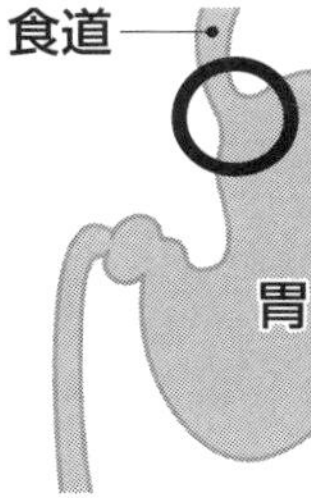

逆流性食道炎の重症度の判定には内視鏡検査による改訂ロサンゼルス分類がよく用いられる。内視鏡検査の所見で食道に変化がなければグレードN。グレードがM→A→B→C→Dと進むにつれ重症であることを示している。

グレードN ▶

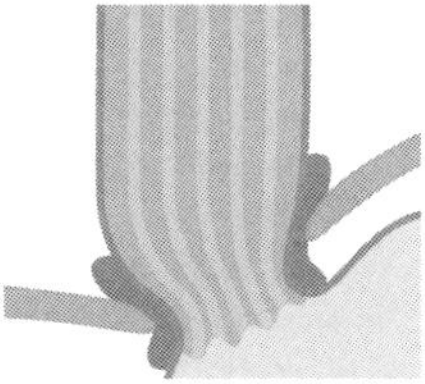

症状が出ていても内視鏡的に変化を認めないもの

グレードM ▶

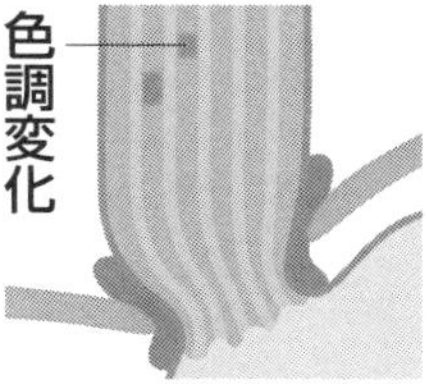

粘膜傷害はないが、粘膜の白濁、肥厚、発赤などの色調変化を認めるもの

グレードA ▶

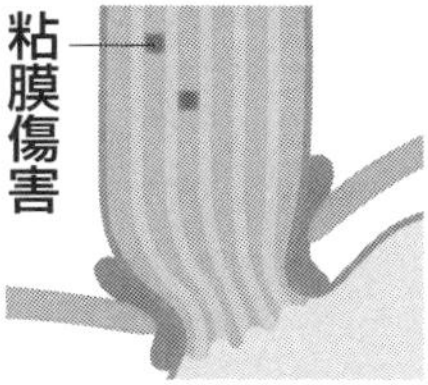

粘膜傷害の長さが5ミリ以下のもの

▶ **グレードB** ▶

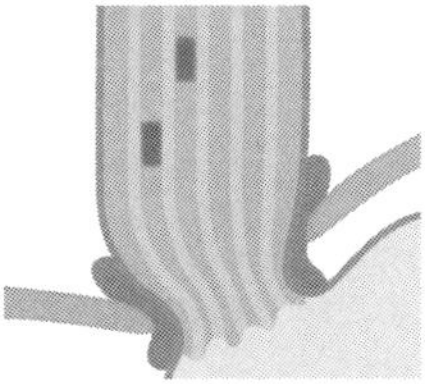

少なくとも1カ所の粘膜傷害の長さが5ミリ以上あるもの

グレードC ▶

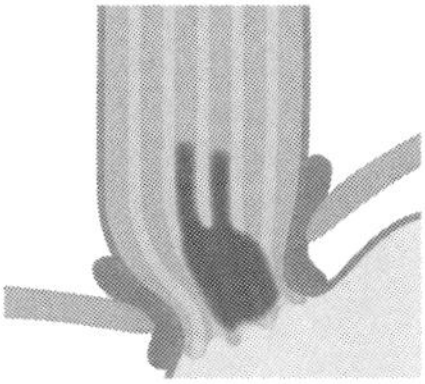

粘膜傷害が2列以上の粘膜ヒダに連続して広がっているが、全周の75%未満のもの

グレードD

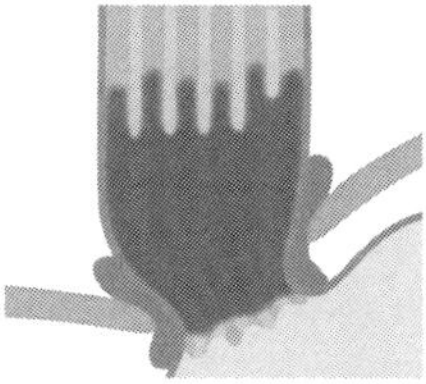

粘膜傷害が全周の75%を超えるもの

Q53 バリウムを飲んで行う胃のレントゲン検査で、逆流性食道炎は見つかりますか？

バリウムを用いたレントゲン検査（消化管造影検査）では、食道粘膜に付着したバリウムの影をX線透視装置で観察します。そして映し出された食道の形態から食道の病気（がんや潰瘍《かいよう》、狭窄《きょうさく》など）を診断します。また、食道裂孔《れつこう》ヘルニア（Q18を参照）の有無、そのタイプや重症度がわかります。食道裂孔ヘルニアがあれば、胃酸の逆流が起こりやすいので、逆流性食道炎の可能性が高いかどうかが判断できます。

また、検査中にあおむけになったときに胃から食道へのバリウムの逆流が観察された場合も、逆流性食道炎の可能性が高いと判断されます。

レントゲン検査のいいところは、鎮静剤の必要がなく苦痛が少ないことです。以前はバリウムが飲みにくくて苦手な人が多くいましたが、今はバリウムに味と香りがつくなどして飲みやすくなっています。

ただし、粘膜傷害の有無や重症度はわからないので、逆流性食道炎と診断するには内視鏡検査が必要です。

（中田浩二）

Q54 健康診断や人間ドックで逆流性食道炎は見つかりますか？

人間ドックでは通常、メニューの中に上部消化管内視鏡検査が含まれます。健康診断については、バリウムを用いたレントゲン検査あるいは内視鏡検査のいずれかが用意されていたり、そのいずれかを選択できたりとさまざまです。内視鏡検査を行えば、逆流性食道炎による粘膜傷害を確実に見つけることができます。

一方、レントゲン検査の場合は、逆流性食道炎の疑いにとどまるため、診断を確定するにはやはり内視鏡検査が必要です。また、食道裂孔《れっこう》ヘルニアや食道への逆流所見では、要精密検査にはなりません。

人間ドックや健康診断で「要治療」「要医療」「要精密検査」などという結果が出ても、「症状が出ていないから大丈夫」、多少症状があっても「仕事が忙しい」などといって放置する人がいます。それでは病気を早く見つけて軽いうちに治すという人間ドックや健康診断のメリットを活かせません。深刻な病気が隠れていることもあるので、こうした結果を受け取ったときには必ず受診してください。

（中田浩二）

Q55 pHモニタリング検査というのは何を調べる検査ですか？

pH《ペーハー》モニタリング検査は、「胃液に含まれる胃酸の強さ」や「胃酸がどの程度食道に逆流しているのか」、さらには「逆流した胃酸が食道にどのくらいの時間停滞しているのか」を調べるものです。24時間のpH（Q4を参照）の変動を測定するため、検査は通常、1泊入院して行われます。

検査では、直径約2ミリのセンサーがついたカテーテル（チューブ）を鼻から挿入します。レントゲン透視でチューブの位置を確認し、チューブを固定したら測定が始まります。カテーテルの挿入時に鼻やのどに軽い痛みや違和感を覚えるかもしれません。

挿入後は、チューブと接続した記録装置を携帯しなければなりませんが、記録装置は小型化が進み、携帯するのにそれほど不便はなく、食事や症状と食道内pHの動きとの関係を記録・解析することができます。食事や活動に特に制限はありませんが、測定中は入浴を控える必要があります。

通常、食道内のpHは6前後の中性ですが、pHが4以下になった場合は胃酸の逆流があると判定されます。

検査では、逆流している時間も重要な指標になります。健康な人でも食後などには一時的に軽い逆流が見られますが、24時間中、食道内のpH４以下の時間が５％以上の場合は異常な胃酸逆流と診断されます。

なお最近は、インピーダンスpHモニタリング検査を行うことが多くなってきました。pHモニタリング検査では胃酸の逆流しか捉えられませんでしたが、食道内の電気抵抗も測れるインピーダンスpHモニタリング検査では胃酸以外の液体や空気の逆流も捉えることができます。胃食道逆流症では、しばしば酸分泌《ぶんぴつ》抑制薬のプロトンポンプ阻害薬（ＰＰＩ）を使っても症状が取れない患者さんがいて治療に困ることがありますが、そのような場合にこの検査を行って胃液の逆流と症状の間に関連が見られれば、症状が逆流により起きていると判断して治療を進めることができます。逆に、症状と逆流に関連がなければ、ほかの病気である可能性も考えて検査や治療を行う必要があります。

（中田浩二）

pHモニタリング検査

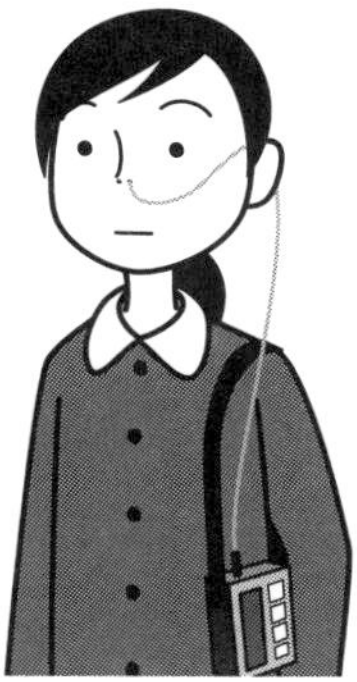

鼻から管を通して肩かけ式の記録装置を携帯する。

Q56 食道運動機能検査とはどんな検査ですか？

嚥下《えんげ》によりのどを通過して食道に入った食べ物は、食道の筒状の筋肉が伸び縮みする蠕動《ぜんどう》運動によって胃に運ばれます。また、食道と胃のつなぎ目にある下部食道括約《かつやく》筋はふだんは収縮して胃の内容物が食道に逆流するのを防いでいますが、食べ物や飲み物がのどを通るとゆるんで、蠕動運動により運ばれてきた食べ物や飲み物が胃へと通過しやすくしています。こうした食道の蠕動運動がうまく行われないと、逆流性食道炎に似た胸やけやつかえ感、胸の痛みなどを感じます。

食道運動機能検査は主に、このような症状の訴えがあるけれども内視鏡検査を行っても異常が見つからず、また酸分泌《ぶんぴつ》抑制薬のプロトンポンプ阻害薬（PPI）を服用してもつらい症状が続くような場合に行われます。

食道運動機能は食道の内圧に反映されるので、食道運動機能検査では食道の内圧を測定します。そのため、この検査を食道内圧検査ともいいます。

食道運動機能検査では、いくつもの圧センサーが一定間隔でついている直径4ミリほどのカテーテル（チューブ）が用いられます。以前は、圧センサーの数が6〜8チャンネルと少なかったのですが、最近は36～40チャンネルに増えて細かい圧測定と解析が可能な高解像度食道内圧測定検査（ハイレゾリューションマノメトリー）ができるようになり、食道運動障害の検出やタイプ分けがしっかりと行えるようになってきました。

　このカテーテルを鼻から胃内まで挿入しますが、このとき、多少の痛みや違和感を生じることがあります。カテーテルの先端が胃内に到達したことを確認したのち、一定の間隔で少量の水を飲みます。これによって現れる食道の収縮の強さや伝わり方をカテーテルのセンサーが捉えることで、食道運動機能障害の有無やタイプを調べます。検査に要する時間は30分程度です。

　この検査は食道アカラシア（Q61を参照）の診断にも有用とされています。

（中田浩二）

食道運動機能検査の装置

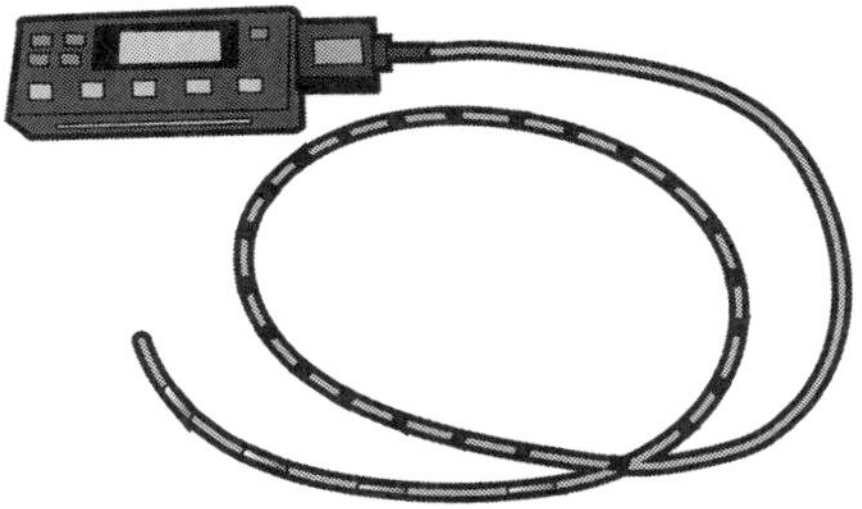

食道運動機能検査は食道内圧検査ともいわれる。食道に挿入して調べるカテーテルには、多数のセンサーが装着されており、詳細な内圧測定ができる。

Q57 骨粗鬆症が逆流性食道炎の原因になると聞いたのですが、本当ですか？

骨粗鬆症《こつそしょうしょう》とは、骨量が減少してスカスカの状態になり、骨がもろくなる病気です。骨粗鬆症になると、背骨を構成している椎骨《ついこつ》が押しつぶされ、圧迫骨折を起こしやすくなります。椎骨が圧迫骨折を起こすと、背中が丸くなった、いわゆるネコ背（亀背《きはい》ともいう）となってしまいます。

ネコ背になると、胃が圧迫されるため、逆流性食道炎になりやすいとされています。**骨粗鬆症そのものが逆流性食道炎の発症に結びつくわけではありませんが、圧迫骨折を起こしてネコ背になる可能性が高くなり、その結果として逆流性食道炎になりやすくなるといえます。**逆流性食道炎の発症リスクを高めるわけです。

骨を作るのに必要なカルシウムやビタミンＤなどの栄養素を積極的にとって骨粗鬆症を防いだり、ふだんの姿勢に気をつけて背すじを伸ばすようにしたり、背骨まわりの筋肉を強化したりすることが、ネコ背による逆流性食道炎の予防につながります。

（中田浩二）

Q 58
糖尿病や膠原病も、逆流性食道炎の原因になるそうですが、くわしく教えてください。

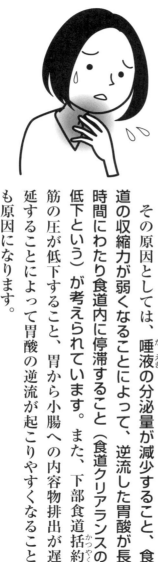

膠原病は女性に多い病気。逆流性食道炎を引き起こしやすい。

糖尿病や膠原病《こうげんびょう》（特に全身性強皮症。Q42を参照）の人では、逆流性食道炎が起こりやすいことが知られています。

その原因としては、唾液《だえき》の分泌量が減少すること、食道の収縮力が弱くなることによって、逆流した胃酸が長時間にわたり食道内に停滞すること（食道クリアランスの低下という）が考えられています。また、下部食道括約《かつやく》筋の圧が低下すること、胃から小腸への内容物排出が遅延することによって胃酸の逆流が起こりやすくなることも原因になります。

さらに、食道粘膜の知覚が鈍くなるため、胃酸が逆流しても症状を感じにくくなることも、逆流性食道炎を悪化させる一因ともいわれています。

（中田浩二）

Q59 高血圧などの持病の薬が、逆流性食道炎の原因になるというのは本当ですか？

高血圧や狭心症の治療に広く使用される薬にカルシウム拮抗薬《きっこうやく》があります。カルシウムは骨や歯の材料としてよく知られていますが、それ以外の体内の組織にも微量に存在し、筋肉の収縮などにも重要な役割を果たしています。

カルシウム拮抗薬は血管の筋肉に対するカルシウムの働きを抑えて血管をゆるめ、血圧を下げる効果があります。また、一部のカルシウム拮抗薬には、心臓に栄養を運ぶ冠動脈を拡張させる作用があり、狭心症の治療にも使われます。

食道の筋肉の収縮にもカルシウムが必要であり、そのため、カルシウム拮抗薬を服用していると、食道と胃のつなぎ目でふだん収縮している下部食道括約筋《かつやく》がゆるんで胃酸が逆流し、逆流性食道炎の原因になることがあります。

逆流性食道炎の原因となる薬はカルシウム拮抗薬だけではありません（Q60を参照）。持病で薬を服用していて、胸やけなどの症状が出た場合はかかりつけ医に相談するといいでしょう。

（中田浩二）

Q60 具体的にはどのような薬が、逆流性食道炎を引き起こしますか？

下部食道括約筋《かつやく》をゆるめて逆流性食道炎の原因となる薬として、よく知られているのが高血圧などの治療に使うカルシウム拮抗薬《きっこう》（Q59を参照）です。具体的には、ニフェジピン（商品名は「アダラート」など）、アムロジピンベシル酸塩（商品名は「ノルバスク」「アムロジン」など）があります。

カルシウム拮抗薬と同じように高血圧治療や狭心症の治療に用いられるα遮断薬《アルファしゃだんやく》や硝酸薬《しょうさんやく》も逆流性食道炎の発症リスクを高めることが知られています。α遮断薬には、プラゾシン塩酸塩（商品名は「ミニプレス」）、ブナゾシン塩酸塩（商品名は「デタントール」）などがあります。硝酸薬でよく知られているのが、心臓発作が生じたときに使う舌下錠のニトログリセリン（商品名は「ニトロペン」など）です。そのほか、**ぜんそく治療薬の$β_2$刺激薬《ベータツー》**（商品名は「メプチン」「ベネトリン」など）や、**抗不安薬のベンゾジアゼピン系薬剤のジアゼパム**（商品名は「セルシン」「ホリゾン」など）にも注意が必要です。（中田浩二）

Q61 「食道アカラシア」と診断されました。逆流性食道炎とどう違いますか？

飲み込みにくさや胸痛など逆流性食道炎と似た症状が現れる食道の病気の一つが、「食道アカラシア」です。

逆流性食道炎の主な原因が、ふだんは締まっていて胃液の逆流を防いでくれるはずの下部食道括約筋《かつやく》がゆるむことによる逆流であるのに対し、食道アカラシアは逆に下部食道括約筋が、飲み込んでもゆるまずに締まったままで「食べた物が胃に下りていかない状態」になります。これが、食道アカラシアと逆流性食道炎との大きな違いです。

通常、食べ物を飲み込むと食道に蠕動《ぜんどう》運動（内容物を先に送り出す運動）が起こり、同時に下部食道括約筋がゆるむことで、食べたものが胃内にスムーズに進みます。食道アカラシアでは、嚥下《えんげ》しても下部食道括約筋が締まったままであり、食べ物を胃に向かって押し出す食道の収縮力も弱まるために食べたものは胃へ進むことができず、食道内に留まってしまいます。場合によっては、食道にたまった食べ物が口に戻ってくることもあります。また、心筋梗塞《こうそく》の発作と間違えるほどの強い胸痛が生じることもあります。進行すると食事を十分にとれなくなって、体重が減少することもあります。

食道のバリウムを用いたレントゲン検査（消化管造影検査）を行うと、食道が太く拡張しているのが認められます。また、通常は飲み込んだバリウムはすぐに胃内へ下りるのですが、食道アカラシアではしばらく食道内に停滞してなかなか胃に入っていきません。発生頻度は人口10万人当たり１人程度で、まれな病気とされています。しかし、食道アカラシアを疑って検査が行われていないだけで、実際には患者さんはもっと多いのではないかともいわれています。小児から高齢者までどの年代でも発症しますが、特に30～50代に多いとされています。男女差はありません。

原因については、ウイルス感染や免疫系の異常などさまざまな説がありますが、どれも十分に説明しきれておらず、よくわかっていません。

食道がんを合併することがあるため、内視鏡検査を行って食道に異常がないかを確認します。また、内視鏡検査でがんが合併していることがわかればＣＴ検査も行います。原因不明のため根本的な治療はできません。狭窄《きょうさく》部位を広げて食物の通過をスムーズにするために、内視鏡によるバルーン拡張術、内視鏡下筋層切開術（ＰＯＥＭ《ポエム》）や腹腔鏡下筋層切開術《ふくくうきょうかきんそうせっかいじゅつ》などが行われます。

（中田浩二）

Q62 内視鏡検査で逆流性食道炎といわれましたが無症状です。治療は必要ですか？

逆流性食道炎には、内視鏡検査で食道粘膜のびらん（炎症）が認められるけれども、症状のない場合があります。症状がなくても放置すると粘膜傷害が進んで、出血や食道狭窄《きょうさく》などの重篤な合併症を起こすことがあるので軽視は禁物です。びらんがごく軽症で症状がなければ、食生活や日常生活の見直しだけで経過を見ることもありますが、びらんがある程度進んでいる場合には、症状がなくても胃酸の分泌《ぶんぴつ》を抑える薬の服用が必要です。酸分泌抑制薬によって食道のびらんが治っても、薬の服用をやめると再発するケースも少なくありません。その場合は年に1回程度、定期的に内視鏡検査を行って粘膜傷害が進んでいないかをチェックする必要があります。また、重症の粘膜傷害が見られる場合は、合併症を防ぐためにも薬の服用を続けるのが安全です。

薬物療法を行うかどうか、いつまで続けるかについては医師が決める必要があるので、症状がないからといって軽視して自己判断で薬の服用を中止することはせず、医師に相談しましょう。

（中田浩二）

第4章

治療の受け方についての疑問9

Q63 逆流性食道炎と診断されたら、どのような治療が行われますか?

逆流性食道炎の治療の主な目的は、症状による生活への支障を減らし生活の質（QOL）の低下を改善すること、そして粘膜傷害を治癒《ちゆ》させ食道狭窄《きょうさく》（Q39を参照）や出血（Q30を参照）などの合併症の発生を予防することです。症状が週に1回以上現れる場合は、QOLに対して悪影響を及ぼすことがわかっています。

まず、初期治療として胃酸の分泌《ぶんぴつ》を抑えるプロトンポンプ阻害薬（PPI）を8週間服用して症状が改善するかを見ます（Q75を参照）。このさい、食事や生活習慣の改善も指導して実践してもらい、必要に応じてほかの薬を追加します。

逆流性食道炎では、この初期治療でかなり症状が改善する人が多く、その場合はいったん薬は中止します。その後に症状が再び出てくるときには、薬の服用を続ける「維持療法」が行われます（Q86を参照）。場合によっては、症状が出たときに患者さんの判断で薬を飲む「オンデマンド療法」がすすめられることもあります（Q87を参照）。

逆流性食道炎の治療の主な流れ

逆流性食道炎では初期治療として、プロトンポンプ阻害薬（ＰＰＩ）を８週間服用して症状が改善するかを見る。このさい、食事や生活習慣の改善も指導して実践してもらい、必要に応じてほかの薬を追加する。その後、症状に応じて治療を行う。

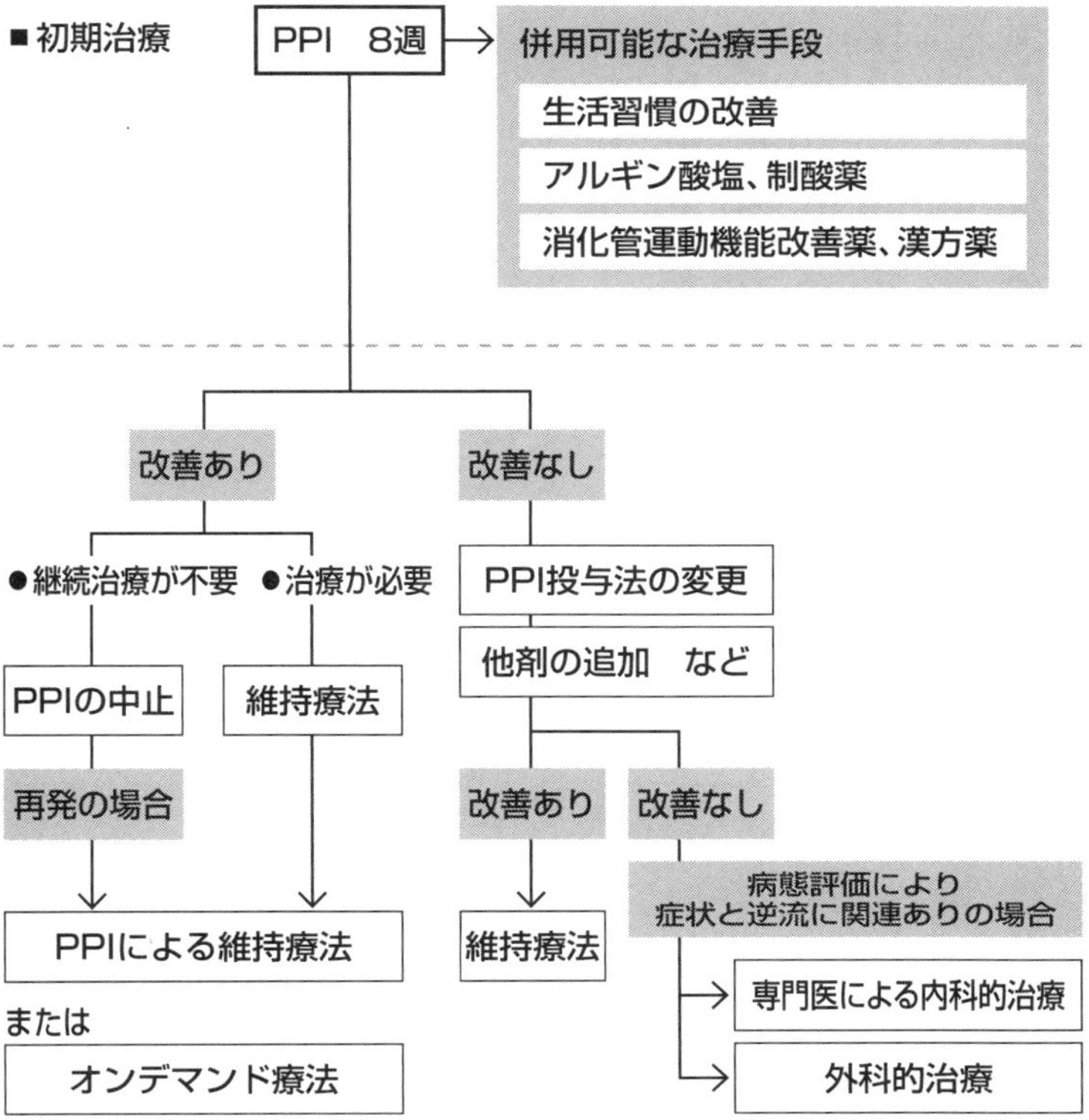

出典：「胃食道逆流症診療ガイドライン2015」を改変

重症の逆流性食道炎の場合は、症状が改善しても、薬を中止すると炎症が進行して食道狭窄や出血などの合併症を起こすことがあります。さらに、食道がんの原因になりうるバレット食道（Q40を参照）を形成する危険もあるため、維持療法を継続するとともに定期的な内視鏡検査を行うことが重要です。

内視鏡検査

重症の患者は、維持療法を継続するとともに定期的な内視鏡検査を行う。

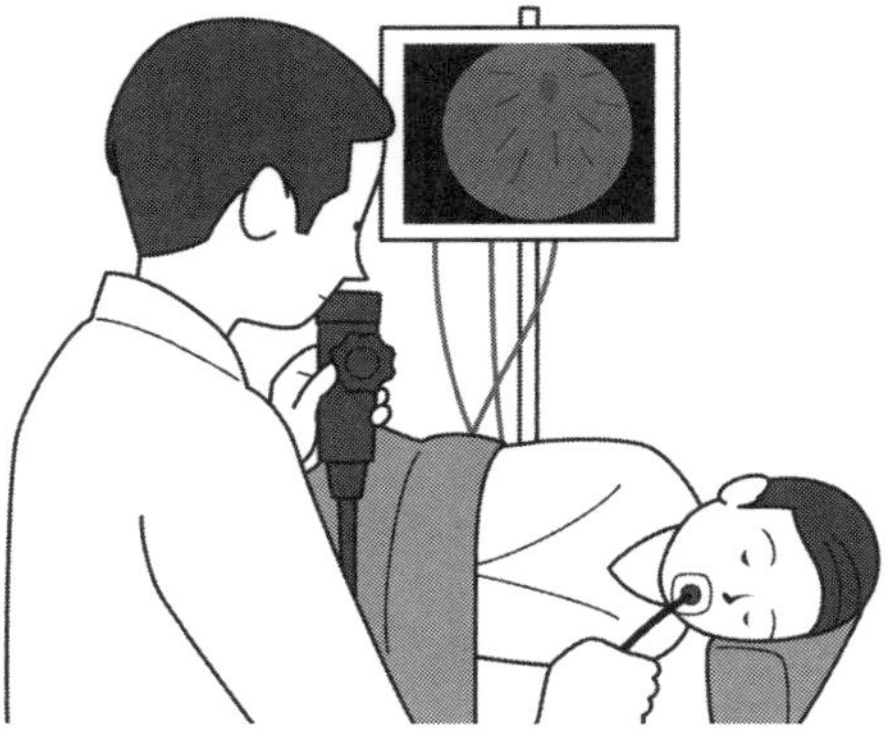

薬を服用しても症状が思うように改善しない場合や大きな食道裂孔《れっこう》ヘルニア（Q18を参照）がある場合は、手術が検討されることもあります。逆流性食道炎は主に腹腔鏡《ふくくうきょう》手術で行われます（Q94を参照）。腹腔鏡手術は腹部に小さな穴を開け、この穴から小型のカメラと手術器具を入れて行うもので、おなかを大きく切らないので患者さんの体への負担は少なくてすみます。

（中田浩二）

Q64 逆流性食道炎は、症状が軽ければ通院や治療は不要ですか？

逆流性食道炎では、症状が軽くて食道粘膜の傷み方（粘膜傷害）も軽症の場合と、症状は軽くても粘膜傷害が重症の場合があります。

食道の粘膜傷害がごく軽症で症状がない場合や、症状があっても軽くて生活に影響がない場合は、一定の期間プロトンポンプ阻害薬（ＰＰＩ）を服用して症状が改善したのち、通院や薬の治療をやめてもいいでしょう。ただし、食事や生活習慣について指導されたことは守り、症状が再び現れたときには必ず受診して治療を受けてください。また、定期的な内視鏡検査も受けましょう。

食道の粘膜傷害が重症であるのに症状が軽い場合は、通院してＰＰＩの治療を続けましょう。症状が軽いからといって薬を飲まずに放置すると、粘膜傷害が進行し、さまざまな合併症やがんのリスクを高めることになります。食事を含む日常生活の乱れは、逆流性食道炎を悪化させる原因です。食事の内容や食べ方に注意して十分な睡眠時間を確保し、ストレスをため込まない日常生活を心がけてください。（中田浩二）

Q65 治療の効果はどのぐらいで現れますか？ このつらさはいつまで続くのでしょうか？

治療の中心は、胃酸の分泌《ぶんぴつ》を抑えるプロトンポンプ阻害薬（ＰＰＩ）を用いた薬物療法です。ＰＰＩの効果は服用しはじめて３日後ぐらいに現れます。新しい胃酸分泌抑制薬のＰ《ピー》－ＣＡＢ《キャブ》（Ｑ80を参照）はＰＰＩよりもかなり早く、服用後２～３時間で効果が現れます。

ＰＰＩだけでは効果が不十分な場合には、消化管運動改善薬や粘膜保護薬、漢方薬などが併用されます。食道粘膜傷害がない、もしくは治癒《ちゆ》しても症状が続く場合には、症状が胃酸の逆流によるものかを調べるためにインピーダンスpH《ペーハー》モニタリング検査（Ｑ55を参照）や食道運動機能検査（Ｑ56を参照）などを行うことがあります。

ＰＰＩを服用して胃酸の分泌を抑えても、逆流に関連した症状がしばしば起こって生活に支障をきたす場合には、手術を検討してもいいでしょう。その場合には、困っている症状が胃の内容物の逆流によって起きているかを、手術を受ける前に検査で確認することが必要です。担当医師とよく相談して決めましょう。

（中田浩二）

Q66 症状がよくなれば治療はやめられますか？ それとも一生続きますか？

軽症の逆流性食道炎であれば、症状さえよくなれば治療をいったんやめてもかまいません。しかし、粘膜の傷み方が重症の場合は、症状が消えたからと薬の服用を中止すると、逆に悪化して出血や食道狭窄《きょうさく》などの合併症が起こったり、バレット食道（Q40を参照）を生じて食道がんの原因になったりする可能性があります。こうした**合併症の予防には、薬の服用を続ける維持療法（Q86を参照）を行うのがいいとされています。**維持療法は基本的にはずっと続ける必要があります。定期的に内視鏡検査を受けて、粘膜傷害の程度や合併症を起こしていないかを調べることも大切です。

一方で、定期的に通院して薬をずっと飲みつづけるのは、患者さんにとって経済的にも、心理的にも負担になります。こうした場合、手術を選択するのも一つの方法です。逆流性食道炎の手術は安全かつ有効な治療法ですが、リスクはゼロではありません。自分の希望について考えるとともに、手術が自分にとって適切であるかどうかを担当医師とよく相談するといいでしょう。

（中田浩二）

Q67 逆流性食道炎の治療を受けるうえで、最も大切なことはなんですか？

逆流性食道炎の治療の中心は薬物療法です。薬は指示された時間に服用量を守って飲んでください。症状が治まっても自己判断で服用を中止してはいけません。特に、食道粘膜の傷み方が重症で、維持療法（Q86を参照）のために何年も服用しなければならない患者さんの場合、途中で服用を中止しがちです。嚥下《えんげ》機能が低下した高齢者では、錠剤やカプセルを飲むのが苦痛になることがあります。そのような場合は、医師や薬剤師に相談しましょう。同じ効果を持つ、飲みやすい薬に変更できます。

最近の医療現場で、「アドヒアランス」という言葉がよく使われます。「患者さんが自身の病気を理解し、治療方針の決定に賛同し積極的に治療を受ける」ことで、より高い治療効果が期待できるという考え方です。逆流性食道炎においても、アドヒアランスがとても重要です。患者さんはわからないことは医師に遠慮せずに聞き、医師は患者さんと真摯《しんし》に向き合う、こうした相互理解を深めることで質の高い逆流性食道炎の治療を行うことができると思います。

（中田浩二）

より良い作品づくりのために皆さまのご意見を参考にさせていただいております
ご協力よろしくお願いします。

A. 本書を最初に何でお知りになりましたか。

1. 新聞・雑誌の紹介記事（新聞・雑誌名　　　　　　　）　2. 書店で実物を見て　3. 人にすすめられて
4. インターネットで見て　5. 著者ブログで見て　6. その他（　　　　　　　）

B. お買い求めになった動機をお聞かせください。（いくつでも可）

1. 著者の作品が好きだから　2. タイトルが良かったから　3. 表紙が良かったので
4. 内容が面白そうだったから　5. 帯のコメントにひかれて　6. その他（　　　　　　　）

C. 本書をお読みになってのご意見・ご感想をお聞かせください。

D. 本書をお読みになって、
良くなかった点、こうしたらもっと良くなるのにという点をお聞かせください。

E. 著者に期待する今後の作品テーマは？

F. ご感想・ご意見を広告やホームページ、
本の宣伝・広告等に使わせていただいてもよろしいですか？

1. 実名で可　　2. 匿名で可　　3. 不可

ご協力ありがとうございました。

郵便はがき

料金受取人払郵便

芝局承認

6889

差出有効期限
2020年12月
31日まで
(切手は不要です)

105-8790

東京都港区虎ノ門2-2-5
共同通信会館9F

216

株式会社 文響社 行

フリガナ	
お名前	
ご住所 〒 都道府県 区町市郡	
建物名・部屋番号など	

電話番号	Eメール
年齢　才	性別 □男 □女

ご職業(ご選択下さい)
1. 学生〔小学・中学・高校・大学(院)・専門学校〕 2. 会社員・公務員 3. 会社役員 4. 自営業
5. 主婦 6. 無職 7. その他(　　　)

ご購入作品名

Q68 治療効果を高めるために患者自身が気をつけるべきことはありますか？

薬をいくら服用していても、症状を悪化させるような食事や生活を続けたのでは、薬の効果は十分に発揮されません。実際、薬物療法を行い生活習慣も見直すと、症状や生活の質（ＱＯＬ）も改善することが報告されています。

生活改善では、食事の見直しが大切です。食べすぎない、脂肪の多い食べ物はさける、香辛料やカフェインなど刺激物を控える、食後すぐに横にならない、アルコールを飲みすぎないなどです。

医師がどんなに薬を処方して生活指導をしても、患者さん自身がよくなりたいと思ってそれを行動に移さなければ、治るものも治りません。生活改善は治療が終わったあとも継続することで、再発の可能性が低くなります。

また、ほかの病気を防いで健康を維持するうえでもプラスになるので、ぜひ続けてください。

（中田浩二）

Q69 治療してもなかなか治らず、病院を替えてばかりです。どうすればいいですか？

医師は、問診や内視鏡検査の所見などから、その患者さんに合うと思われる薬を処方します。処方薬がその患者さんにピッタリ合えば症状は軽快しますが、必ずしも最初に処方した薬がベストとはかぎりません。症状が改善しない場合には、医師は薬の効果を強めたり、ほかの薬を併用したりして症状をコントロールします。

患者さんは、最初に処方された薬が効かないと、医師の見立てに不満を感じて別の医療機関に移りがちです。しかし、別の医療機関を受診してもフリダシに戻るだけで、同じ検査をくり返し受けたり、処方された薬が効かなかったりすることも少なくありません。一般的に、薬の効果が十分に現れるには1〜2カ月程度は必要と考えられています。**短い治療期間で効果がないからと薬を飲むのをやめたり、すぐに別の医療機関を受診したりせず、処方された薬では十分に症状が取れないことを医師に伝えましょう。**それでも、十分な説明もなく同じ薬を漫然と処方しつづけるような場合には、情報を集めていいと思う別の医療機関を受診するのもいいでしょう。

（中田浩二）

Q70 逆流性食道炎の良医の見分け方を教えてください。

「良医の具体的な条件」というものはありませんが、強いていえば、診療の知識と技術に加えて、あなたにとって一緒にいて居心地がよく信頼できる医師が良医なのではないでしょうか。

例えば、あなたの話をよく聞いてくれる、病気や治療法・薬などについてわかりやすい言葉で説明してくれる、患者さんが訴える痛みやつらさを理解し共感してくれる、必要に応じてほかの医療機関を紹介してくれる、というような医師です。

逆流性食道炎の場合、維持療法といって治療が長期間続くことがあります（Q86を参照）。医師と長くつきあうには、一緒にいて居心地がよく安心感がある（いわゆるウマが合う）かどうかは重要です。ウマが合えば、遠慮せずに症状のつらさを話せるでしょうし、わからないことを気軽に聞けるでしょう。また、医師の言葉に耳を傾けて「指示を守ろう」とも思うはずです。

以上を参考に、自分にとっての良医を見つけるといいでしょう。

（中田浩二）

Q71 医師から手術をすすめられました。受けるべきか迷っています。

手術というと、体に負担がかかる大がかりな治療で、怖い・痛い・失敗したら大変など、マイナスのイメージを持っている方が少なくないと思います。心臓病やがんなどの手術の場合は、確かに体への負担も大きいですが、逆流性食道炎の手術は2時間程度ですみ、**入院期間は9日ほどです。しかも、おなかを大きく切らない腹腔鏡《ふくくうきょう》手術が主流で、手術の傷跡もそれほど目立ちません（Q94を参照）。**

とはいえ、やはり手術を受けることに抵抗がある方もいるでしょう。そうした方には、内視鏡手術という選択もあります（Q97を参照）。

大事なことは、医師がなぜ手術をすすめるのかを確認することです。大きな食道裂《れつ》孔《こう》ヘルニア（Q18を参照）があって、薬物療法で胃酸の分泌《ぶんぴつ》は抑えられても逆流予防には効果がなく、唯一の治療法が手術かもしれません。なお、手術前にインピーダンスpH《ペーハー》モニタリング検査（Q55を参照）で症状と胃液の逆流との関連性を調べたり、食道運動機能検査（Q56を参照）で異常がないことを確認する必要があります。

（中田浩二）

第5章

薬物療法についての疑問 16

Q72 逆流性食道炎で処方される飲み薬は、どんな作用のものが主流ですか？

逆流性食道炎は、胃液に含まれる胃酸が逆流して食道の粘膜が傷つき、炎症（びらん・ただれ）が起こる病気です。逆流する胃酸の量が少なければ、炎症は起こりにくくなり、それにともなって症状も軽減すると考えられます。そこで、逆流性食道炎の薬物療法では、**胃酸を抑える酸分泌《ぶんぴつ》抑制薬が主に使われます。**

酸分泌抑制薬を使っても、胸やけや呑酸《どんさん》（胃酸が逆流し、のどや口の中がすっぱいと感じること）などの症状も、炎症も治まらない場合には、補助的にほかの薬が用いられます。

胃酸を中和して胃酸の働きを弱める**「制酸薬」**、荒れた食道の粘膜を保護する**「粘膜保護薬（アルギン酸ナトリウム。Q82を参照）」**、下部食道括約《かつやく》筋や胃の収縮力を改善して胃の内容物を速やかに小腸へ運ぶことで、胃内容物の食道への逆流を減らす**「消化管運動機能改善薬（Q84を参照）」**などです。また、六君子湯《りっくんしとう》などの**「漢方薬（Q85を参照）」**が併用される場合もあります。

（二神生爾）

Q73 非びらん性胃食道逆流症でも、胃酸の分泌を抑える薬が第一選択肢ですか？

非びらん性胃食道逆流症（Q6を参照）の患者さんは、胃酸の逆流が関与して症状が現れている群と関与していない群に大別でき、前者の群の割合は60～70％といわれています。そのため、非びらん性胃食道逆流症の治療でも、まず酸分泌《ぶんぴつ》抑制薬のプロトンポンプ阻害薬（PPI）を使うのが一般的です。PPIの服用により、40～70％の人は症状を軽快あるいは消失させることができると報告されています。

PPIを服用しても症状が改善しない場合には、通常、pH《ペーハー》モニタリング検査（Q55を参照）や食道運動機能検査（Q56を参照）などで原因を分析します。その結果をもとに、必要に応じて消化管運動機能改善薬（Q84を参照）や漢方薬（Q85を参照）などが追加処方されます。食道が過剰に収縮していることが原因で症状が現れている可能性がある場合、筋肉の収縮をゆるめるカルシウム拮抗《きっこう》薬を併用することもあります。また、精神的な要因で食道の知覚過敏が認められる場合には、抗不安薬（Q83を参照）や抗うつ薬の併用も検討されます。

（二神生爾）

Q 74

プロトンポンプ阻害薬はどんな働きで胃酸を抑えるのですか?・副作用は?

プロトンポンプ阻害薬（ＰＰＩ）の作用の説明の前に、胃液に含まれる胃酸が胃の中でどのように分泌《ぶんぴつ》されるのかを解説しましょう。

胃酸の分泌には、アセチルコリンやヒスタミンという化学物質と、ガストリンというホルモンが主に関係しています。これらが胃粘膜の壁《へき》細胞にある受容体に結合すると、その刺激により壁細胞膜上にあるプロトンポンプというたんぱく質が胃酸を分泌します。

PPIは、胃酸の製造元であるプロトンポンプに付着して、その働きを妨げて胃酸の分泌を抑えます。PPIは、非服用時の10%程度にまで胃酸分泌力を低下させるといわれるほど強力な薬です。特に、胃酸がたくさん分泌されているときに最も力を発揮します。つまり、胃酸が盛んに分泌され、逆流が起こりやすい食後に最もよく効くというわけです。

ＰＰＩの副作用としては、まれに下痢《げり》や腸炎を起こすことが知られています。胃酸

胃酸の分泌を低下させるプロトンポンプ阻害薬（PPI）

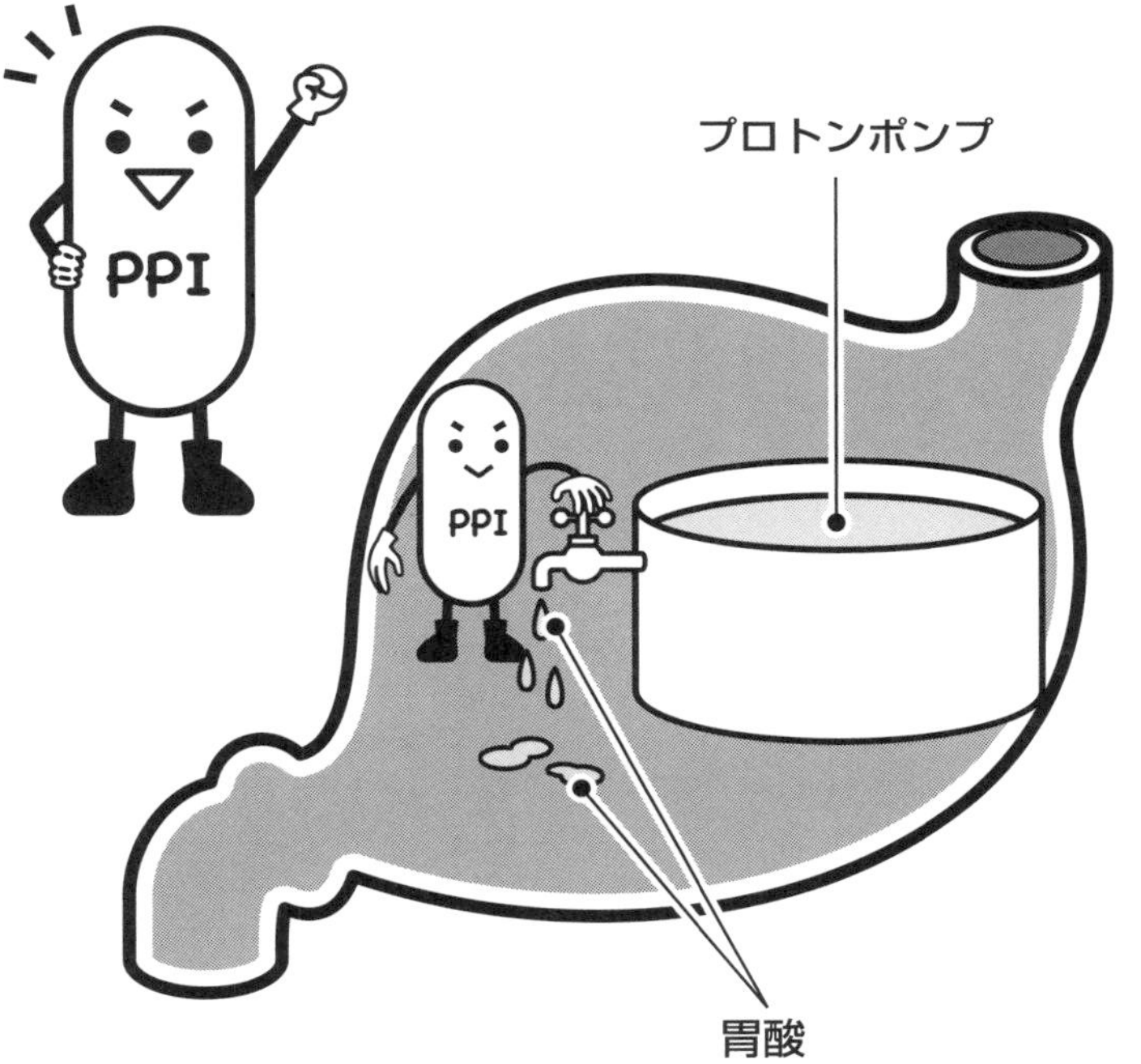

の分泌が抑えられ、腸内細菌叢《そう》のバランスが変わることが原因といわれています。そのほか、発疹《ほっしん》や倦怠《けんたい》感、食欲不振などの副作用が起こることがありますが、頻度はそれほど多くありません。

　とはいえ、副作用のリスクはゼロではないので、服用後に気になる症状が出たときは医師や薬剤師に必ず伝えましょう。（二神生爾）

Q75 プロトンポンプ阻害薬を飲むと、通常はどのくらいで効きますか？

プロトンポンプ阻害薬（ＰＰＩ）が付着するプロトンポンプは連日作られます。そのため、服用しはじめてから十分な胃酸分泌《ぶんぴつ》抑制力が得られるまで３〜５日間ほどかかります。しかし、３日経過すると約70％、２週間経過すると約90％の人の症状が軽減すると報告されています。効果判定のために、通常は８週間継続して服用します。

なお、ＰＰＩの添付文書には「１日１回投与」とだけ書かれていて、食前とも食後とも記されていません。ですから基本的には、いつ服用してもいいことになります。

しかし、薬を服用して約2〜3時間後にPPIの血中濃度が最高になることを考えると、食前に服用したほうが食事によってプロトンポンプが活性化されるタイミングで高い血中濃度が得られるため、より効果的にプロトンポンプからの胃酸の分泌を抑えることができます。しかし、実際には生活習慣病の薬の多くが朝食後の内服であることから、「１日１回朝食後」と指示する医師が多いようです。ほかの薬と同じ時間帯の服用にすることで、飲み忘れを防ぎたいという狙いからです。

（二神生爾）

Q76 プロトンポンプ阻害薬で効果がない場合は、その後はどうなりますか？

プロトンポンプ阻害薬（ＰＰＩ）を８週間、服用しても効果がないことを「ＰＰＩ抵抗性」といいます。この場合、服用を１日２回にして薬の量を２倍にしたり、服用時間を変えたり、別の種類のＰＰＩにしたり、補助的な薬を追加したりします。

よく用いられる追加薬の一つに胃酸を中和させる制酸薬があります。この薬は胸やけや呑酸《どんさん》（胃酸が逆流し、のどや口の中がすっぱいと感じること）などの緩和に即効性があります。

また、粘膜保護薬のアルギン酸ナトリウム（Ｑ82を参照）は、主に食後の胸やけが強い人に併用されます。胸やけの解消に六君子湯《りっくんしとう》などの漢方が追加されることもあります（Ｑ85を参照）。

ＰＰＩは、胃酸の分泌《ぶんぴつ》が少ない夜間には効果が少し弱まります。夜間の症状が強い重症の患者さんには、ＰＰＩとともにH_2ブロッカー（Ｑ78を参照）を夜間用として処方することもあります。

（二神生爾）

Q77 プロトンポンプ阻害薬にはどのような種類がありますか？

プロトンポンプ阻害薬（ＰＰＩ）は現在、「オメプラゾール」「ランソプラゾール」「ラベプラゾールナトリウム」「エソメプラゾールマグネシウム水和物」の４種類があり、薬物代謝酵素（後述）の影響の受け方により二つに大別されます。

体内に入った薬は小腸で吸収されて血液中に入り、肝臓へ送られ、そこから心臓を経由して全身に行き渡ります。肝臓では薬を異物と判断し、解毒作用で薬を分解して排除しようとします。その解毒作用に使われるのが薬物代謝酵素です。

オメプラゾールとランソプラゾールは、肝臓でＣＹＰ２Ｃ１９という薬物代謝酵素の影響を大きく受けますが、ラベプラゾールナトリウムとエソメプラゾールマグネシウム水和物はＣＹＰ２Ｃ１９の影響がそれほどありません。

日本人は体質によって、ＣＹＰ２Ｃ１９の活性度に個人差があるため、薬が効きやすい人と効きにくい人が出てきます。ＣＹＰ２Ｃ１９の活性が高い患者さんの場合、薬効が現れる前に薬を分解してしまうため、オメプラゾールやランソプラゾールの効

プロトンポンプ阻害薬（PPI）の種類

CYP2C19の影響	一般名	主な商品名	通常用量（8週間まで）1日1回
大	オメプラゾール	オメプラゾン オメプラール	20ミリグラム／回
	ランソプラゾール	タケプロン	30ミリグラム／回
小	ラベプラゾールナトリウム	パリエット	10ミリグラム／回
	エソメプラゾールマグネシウム水和物	ネキシウム	20ミリグラム／回

※「一般名」は薬の有効成分の名前、「商品名」は製薬会社がつけた名前。

果を得にくくなります。逆に活性が低い患者さんでは、これらの薬剤が効果を発揮したあと分解するので、胃酸分泌《ぶんぴつ》抑制力が増強されます。

したがって、最初に処方したPPIの効果がなくて変更する場合、CYP2C19の影響を受けやすいタイプから受けにくいタイプへ変更するのが一般的です。

（二神生爾）

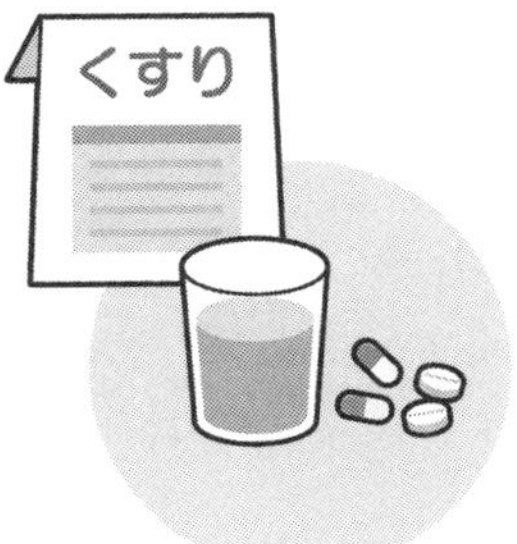

Q78 H_2ブロッカーも胃酸を抑える薬として知られますが、飲んでもいいですか？

H_2ブロッカーは、プロトンポンプ阻害薬（ＰＰＩ）と同じ酸分泌《ぶんぴつ》抑制薬ですが、効くしくみがＰＰＩとは異なります。

胃酸の分泌にかかわる化学物質にヒスタミンやガストリン、アセチルコリンがあります。胃酸が分泌されるには、これらの物質が胃壁にある受容体に結合しなければなりません。

H_2ブロッカーはH_2受容体阻害薬ともいい、ヒスタミンの受容体との結合を防ぐことで胃酸の分泌を抑えます。

H_2ブロッカーの胃酸の分泌抑制力は、ＰＰＩと比較して夜間に強く現れる傾向があります。一方、逆流性食道炎の患者さんの大部分は、日中の食後に胃酸の逆流が起こります。そのため、H_2ブロッカーは第一選択薬ではなく、ＰＰＩを使用しても就寝中に吐きけなどの症状が現れるときに併用することがほとんどです。

主な副作用として、発疹《ほっしん》や肝臓の障害などが知られています。

（二神生爾）

胃酸分泌を抑えるH_2ブロッカー

PPIとH_2ブロッカーの違い

	PPI	H_2ブロッカー
胃酸分泌抑制効果	強力	PPIより弱い
投与制限	あり	なし
効果が現れやすい時間帯	日中に特に強力	夜間に特に強力
ピロリ菌検査への影響	あり	なし

主なH_2ブロッカー

	一般名	主な商品名
H_2受容体阻害薬（H_2ブロッカー）	シメチジン	カイロック、タガメット
	ラニチジン塩酸塩	ザンタック
	ファモチジン	ガスター
	ロキサチジン酢酸エステル塩酸塩	アルタット
	ニザチジン	アシノン
	ラフチジン	プロテカジン

H_2ブロッカーの作用のしくみ

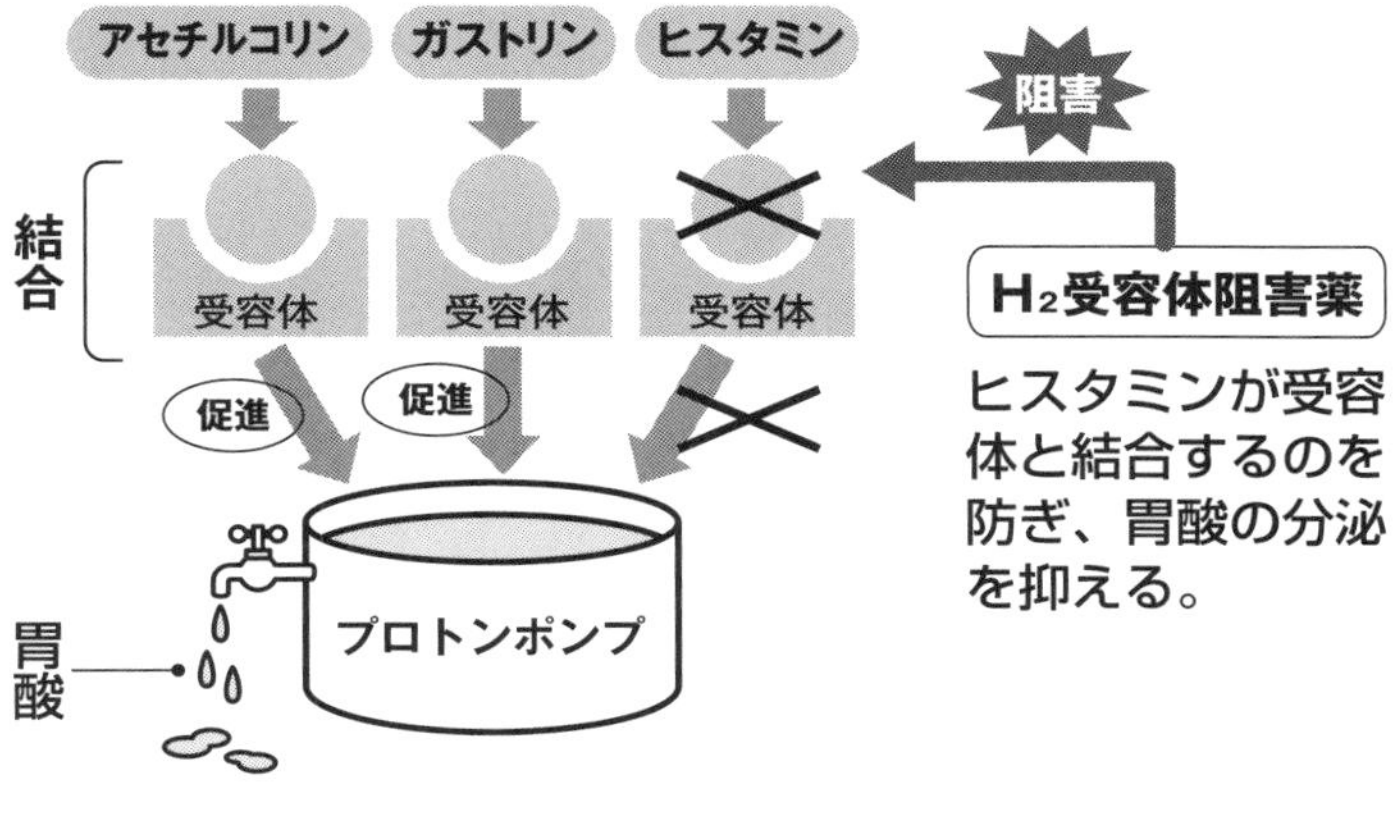

ヒスタミンが受容体と結合するのを防ぎ、胃酸の分泌を抑える。

Q79 逆流性食道炎の改善に役立つ、薬局で買える市販薬はありますか？

医師の処方がないと買えない薬のうち、成分の有効性や安全性に問題がないと判断され、市販薬として薬局で購入できるようになった薬をスイッチOTC薬といいます。逆流性食道炎のスイッチOTC薬にH_2ブロッカー（Q78を参照）があります。H_2ブロッカーと同様に、胃酸の分泌《ぶんぴつ》を抑える市販薬にM_1ブロッカーがあります。H_2ブロッカーがヒスタミンの受容体に結合するのに対し、M_1ブロッカーはアセチルコリンの受容体に結合します（Q78の図を参照）。胃酸分泌抑制力はH_2ブロッカーに比べて少し劣るといわれます。

胃酸を中和して胃酸の働きを弱める制酸薬もあります。すぐに効きますが、作用時間はあまり長くありません。

服用するさいは、パッケージに入っている添付文書を読み、用量・用法や注意事項を守ってください。服用して逆に症状が悪化するときや、症状がよくならないときは服用をやめ、早めに専門医を受診してください。

（二神生爾）

Q80 プロトンポンプ阻害薬より強力な新薬があるそうですが、くわしく教えてください。

従来のプロトンポンプ阻害薬（ＰＰＩ）は、効果が出てくるのに３～５日間かかったり効果の現れ方に個人差があったりします。重症度の指標であるロサンゼルス分類（Ｑ52を参照）で、これまでのＰＰＩでは軽症のグレードＡ～Ｂで85～92％、より重症のグレードＣで80％、最も重症のグレードＤで70％ほどの改善率といわれています。

そのようなＰＰＩの欠点を克服した新しい薬が、２０１４年に登場したボノプラザンフマル酸塩（カリウムイオン競合型アシッドブロッカー：Ｐ《ピー》‐ＣＡＢ《キャブ》）です。治験では、４週間の服用で94％、８週間では96・４％という高い改善率を示しています。

従来のＰＰＩ、Ｐ‐ＣＡＢどちらも胃酸の分泌《ぶんぴつ》を抑える薬ですが、効くしくみがそれぞれ異なります。従来のＰＰＩは、胃の細胞膜上にあるプロトンポンプに結合し、プロトンポンプを働かせる酵素（体内の化学反応を促す物質）の作用を妨げて、胃酸の分泌を抑えます。一方、Ｐ‐ＣＡＢは、プロトンポンプが胃酸を分泌するために必要なカリウムイオンに作用してプロトンポンプの働きを阻害します。つまり、

Ｐ－ＣＡＢは従来のＰＰＩよりも手前の段階でプロトンポンプの機能を妨げることになるので、服用して約３時間後には効果が現れます。

PPIとP-CABの効果の比較

	従来のPPI	新薬（P-CAB）
効果の発現	3～5日	3時間
効果の持続	日中のみ	1日中
夜間の効果	不十分	十分
効果の個人差	あり	なし
服用回数	1日1回	1日1回

また、肝臓の薬物代謝酵素ＣＹＰ２Ｃ１９（Ｑ77を参照）とは異なるＣＹＰ３Ａ４で分解されるので、効果の現れ方に個人差が少ない点もＰ－ＣＡＢの大きな特徴です。

従来のＰＰＩは、胃酸の分泌量の多い日中は優れた効果を示しますが、その効果は夜間まで続きません。ところが、Ｐ－ＣＡＢは強いアルカリ性のため、酸性が強い胃酸の中にあっても安定して１日を通して効果を持続させることができます。

下痢《げり》や便秘などの主な副作用が現れる割合は、ＰＰＩとほとんど差はありません。

通常の服用は1回20《ミリグラム》を1日1回で、4週間までです。効果が不十分な場合は、最長8週間まで服用が可能です。

（二神生爾）

Q 81 胃酸の分泌を抑える薬を使うと、そもそも消化が悪くなりませんか？

食べ物の消化は胃酸だけで行われるわけではありません。口から入った食べ物は口の中で消化酵素（食べ物を消化分解し、栄養素を吸収しやすくする物質）を含む唾液《だえき》といっしょに細かく刻まれ、食道を通って胃に入ります。胃では、胃液による消化と胃壁の蠕動《ぜんどう》運動（内容物を先に送り出す運動）によって食べ物を粥状《じゅくじょう》にし、腸へ送ります。粥状になった食べ物は、ここで膵液《すいえき》や胆汁液《たんじゅうえき》、小腸液と混じり合って消化され、小腸を通る間に吸収されます。このように食べ物は消化管全体を使って消化されるのです。

また、胃酸の分泌《ぶんぴつ》を抑える薬といっても、分泌量がゼロになるわけではありません。胃壁では次々とプロトンポンプが新生されるので、胃酸は作りつづけられます。

したがって、胃酸の分泌を抑える薬を使っても、消化が悪くなることはありません。

暴飲暴食や消化の悪い物をたくさん食べることは、薬の効果を弱めます。薬の服用とともに、胃酸を過剰に分泌させない、いわゆる胃にやさしい食事を心がけることも大切です。

（二神生爾）

Q 82

プロトンポンプ阻害薬に加え、アルギン酸ナトリウムも処方されました。なぜですか？

アルギン酸ナトリウムはコンブやワカメなどの海藻類に含まれるヌメリ成分で、海藻類の細胞間にゼリー状で存在しています。日本ではかつて、海藻酸やコンブ酸とも呼ばれていたこともありました。アルギン酸ナトリウムはパンや麺《めん》類などの小麦製品や人工イクラなど食品に広く利用されています。

アルギン酸ナトリウムはドロリとした液体ですが、酸にくっつくと即座に不溶化する性質があります。この性質を利用して、食道の粘膜を覆って保護する粘膜保護薬に使われています。

プロトンポンプ阻害薬だけでは胸やけなどの症状が改善しない場合に、アルギン酸ナトリウムが追加処方されます。

アルギン酸ナトリウムは、1日4回以上もしくはそれ以上の服用が必要とされます。そのため、飲み忘れをしやすい人にはおすすめしません。服用のタイミングは、空腹時の食前または食間が効果的です。

（二神生爾）

Q 83 抗不安薬が処方されましたが、逆流性食道炎に効きますか？

内臓や血管など、自分の意志とは無関係に働いている器官に分布し、消化や吸収・循環・代謝などの活動をコントロールしている神経が自律神経です。自律神経には、交感神経と副交感神経という二つの神経があり、活動的にしたり、リラックスさせたりといったように、体の働きをシーソーのように調整しています。

食道や胃などの消化器は、食べ物が入ってくると副交感神経が働き、消化液の分泌《ぶんぴつ》を高め、消化管の運動を促進します。交感神経が優位になると、逆になります。

ストレスは自律神経のバランスを乱す誘因になります。すると、副交感神経や

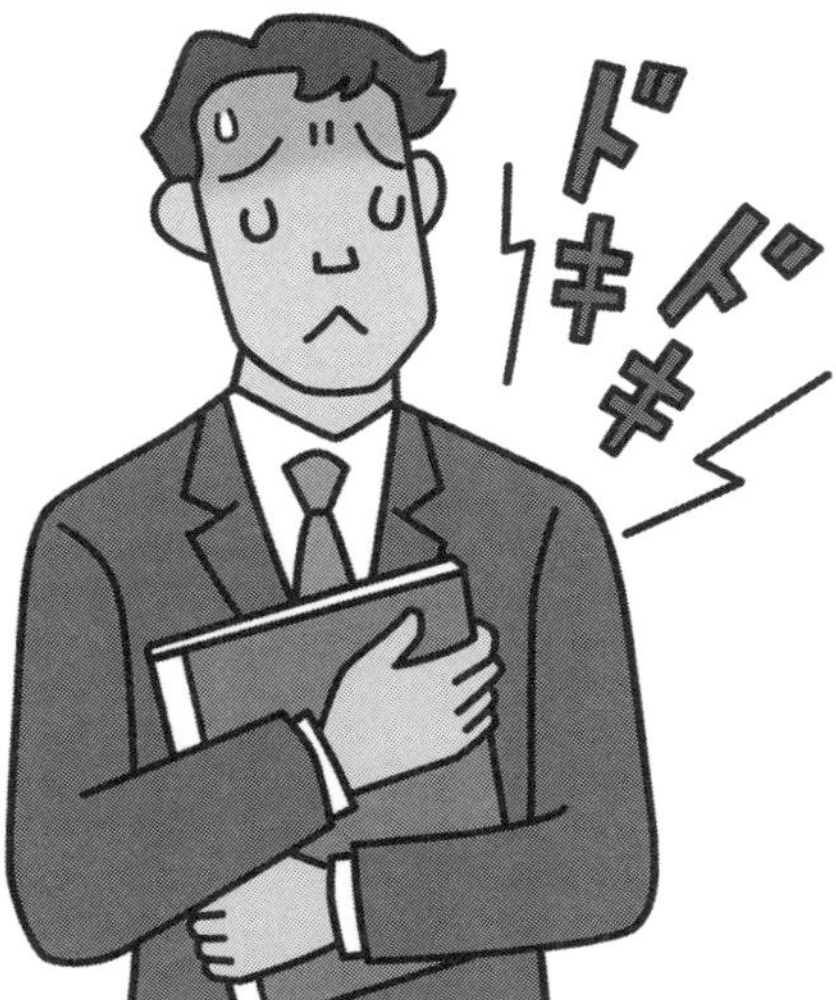

交感神経の働きに悪影響を及ぼし、全身の器官にさまざまな症状が現れます。消化器では、胃酸の逆流や下部食道括約筋《かつやく》のゆるみ、食道の蠕動《ぜんどう》運動（内容物を先に送り出す運動）の低下などが現れます。

プロトンポンプ阻害薬で十分な効果が得られない場合、ストレスが原因で自律神経が乱れ、逆流性食道炎の症状を引き起こしている可能性があります。このようなとき、抗不安薬が処方されます。

抗不安薬にはさまざまな種類がありますが、そのほとんどはベンゾジアゼピン系抗不安薬です。この薬は、脳の興奮を抑える神経物質「GABA《ギャバ》」の作用を増強し、脳内の活動をスローダウンさせ、ストレスによる心身の緊張を和らげます。

抗不安薬を服用すると、眠けやフラつきなどの副作用が出ることがあります。また、数週間以上、毎日服用していると、薬に対して体が依存するようになるので注意が必要です。

抗不安薬を処方されたときは、こうした副作用に気をつけるとともに、逆流性食道炎の原因になっているストレスの解消に努め、自律神経の乱れを正すことが欠かせません。好きな音楽を聴いたり、ゆっくりとお風呂で湯船につかったりするなど、自分なりのリラックス法でストレスを解消しましょう。

（二神生爾）

Q 84 消化管運動機能改善薬も補助的に処方されるそうですが、どのような薬ですか?

食道は蠕動《ぜんどう》運動（内容物を先に送り出す運動）によって、食べたものを胃に送ります。胃酸の逆流が起きても本来であれば、蠕動運動によりすぐに解消されます。ところが、蠕動運動の機能が低下すると胃酸の逆流を解消できず、胃酸が食道に留まりやすくなります。これが逆流性食道炎の発症につながります。

消化管運動機能改善薬は、食道の蠕動運動の機能を回復させ、逆流した胃酸を胃に戻します。また、胃の運動機能を改善して胃から腸への排出を促したり、プロトンポンプ阻害薬の胃酸分泌《ぶんぴつ》抑制効果を高めたりする働きもあります。

消化管運動機能改善薬には、その効くしくみによって、「ドーパミン受容体拮抗《きっこう》薬」「セロトニン受容体作動薬」「オピオイド受容体作動薬」「アセチルコリンエステラーゼ阻害薬」などに分けられます。

食道や胃など消化管の蠕動運動は、副交感神経（休息時に優位になる自律神経）によってコントロールされています。副交感神経は、神経伝達物質のアセチルコリンの作用が強まると活性化し、消化管運動が活発になります。アセチルコリンの分泌量にはドーパミンとセロトニンという物質が関係しています。

ドーパミン受容体拮抗薬はドーパミンの受容体に結合してドーパミンの働きを妨げることで、セロトニン受容体作動薬はセロトニンが受容体と結合するのを促すことで、それぞれアセチルコリンの分泌量を増やして消化管運動を活発にする効果があります。

消化管には消化管の運動を調整するオピオイド受容体があります。オピオイド受容体作動薬はそのオピオイド受容体に作用して、消化管運動を改善します。

2013年に新しい消化管運動機能改善薬「アセチルコリンエステラーゼ阻害薬」が出ました。この薬は、アセチルコリンを分解するアセチルコリンエステラーゼという酵素（体内の化学反応を促す物質）の働きを阻害することで、アセチルコリンの分解を防ぎます。

（二神生爾）

主な消化管運動機能改善薬一覧

薬のタイプ	一般名	主な商品名
ドーパミン受容体拮抗薬	メトクロプラミド	エリーテン、テルペラン、プリンペラン
	ドンペリドン	ナウゼリン
	イトプリド塩酸塩	ガナトン
セロトニン受容体作動薬	モサプリドクエン酸塩水和物	ガスモチン
オピオイド受容体作動薬	トリメブチンマレイン酸塩	セレキノン
アセチルコリンエステラーゼ阻害薬	アコチアミド塩酸塩水和物	アコファイド

Q85 漢方薬は効果がありますか？

漢方薬単独で逆流性食道炎に効いたというエビデンス（科学的根拠）はありません。しかし、プロトンポンプ阻害薬（ＰＰＩ）との併用で有効である可能性を示す報告は複数あります。例えば、ＰＰＩの服用で十分な改善が見られない患者さんを二つのグループに分け、一方のグループはＰＰＩと漢方薬の六君子《りっくんし》湯《とう》を併用、もう一方の群はＰＰＩを倍量服用し、４週間後に症状の改善を調べた調査があります。その結果、併用群はＰＰＩ倍量服用群と変わらない改善効果が認められました。さらに分析した結果、男性でやせ型の人たちに六君子湯が有用である可能性が示唆され、女性や高齢者においては、消化管の運動を改善させる効果が認められたと報告されています。

こうした結果から、漢方は単独ではなく、ＰＰＩがあまり効かない場合に、追加して使われるのが一般的です。

逆流性食道炎に最もよく使われる漢方薬は、前述の研究に用いられた六君子湯です。そのほか、半夏《はんげ》厚朴湯《こうぼくとう》、半夏《はんげ》瀉心湯《しゃしんとう》などが使われます。

●六君子湯　半夏、人参、茯苓《ぶくりょう》、生姜《しょうきょう》、甘草《かんぞう》、大棗《たいそう》、陳皮《ちんぴ》、白朮《びゃくじゅつ》の八つの生薬で構成されています。胃の内容物を腸へ送り出す作用を促進させることがわかっており、みぞおちのつかえなどの改善に効果があるとされています。

●**半夏厚朴湯**　半夏、茯苓、生姜、厚朴、蘇葉《そよう》の五つの生薬からなります。のどに異物がへばりついたような違和感があるときや、セキ、しわがれ声などの症状が見られるときに使われます。

●**半夏瀉心湯**　半夏、人参、乾姜《かんきょう》、甘草、大棗、黄芩《おうごん》、黄連《おうれん》の七つの生薬が調合されています。主にゲップや胸やけの症状が強い人に用いられます。

（二神生爾）

六君子湯とは

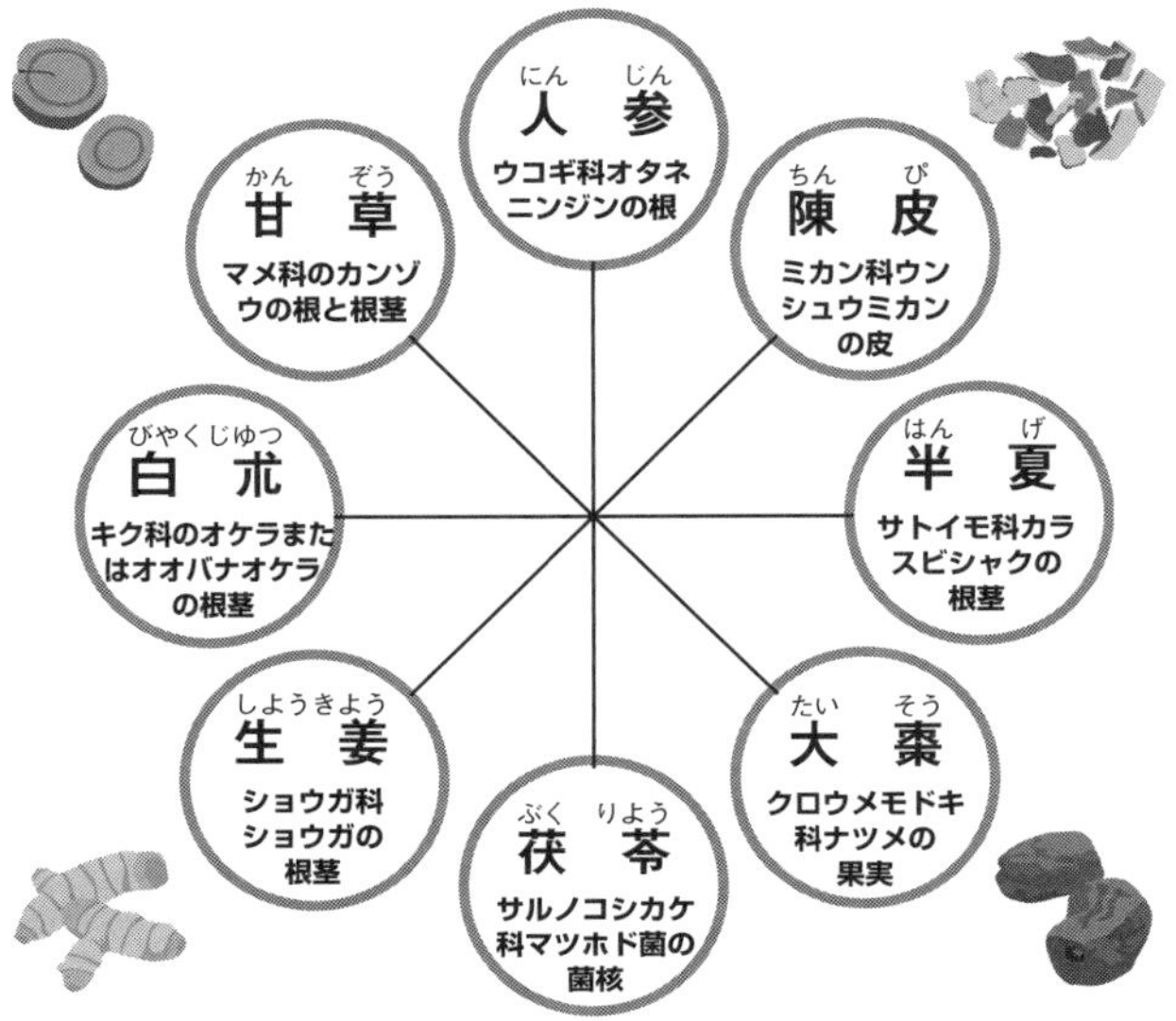

六君子湯は上記の８つの生薬で構成されている。

Q86 自覚症状の消失後、「維持療法」を続けるといわれました。維持療法とはなんですか？

プロトンポンプ阻害薬（ＰＰＩ）は、胃液に含まれる胃酸の分泌《ぶんぴつ》を抑える効果がありますが、逆流自体はコントロールできません。したがって、自覚症状がなくなったからと薬の服用をやめると、抑えられていた胃酸の分泌力はもとに戻り、胸やけや呑酸《どんさん》（胃酸が逆流し、のどや口の中がすっぱいと感じること）や、食道粘膜の炎症（びらん・ただれ）が再発する可能性があります。実際、症状が改善して服用を中止した患者さんの50～80％が半年～１年以内に再発するとの報告があります。再発すると、出血や食道狭窄《きょうさく》（Ｑ39を参照）などの合併症を招いたり、ごく少数例ではありますがバレット食道になって食道がんの発症リスクを高めたりします（Ｑ40を参照）。

再発を起こしやすい重症の逆流性食道炎の患者さんの場合、症状がなくなって炎症が治ったあとも、その状態を維持するために、ＰＰＩを服用しつづける維持療法がすすめられます。維持療法を行っている間は、定期的に内視鏡検査を受けて食道粘膜に炎症が起こっていないかを確認してもらいましょう。

（二神生爾）

Q 87 症状が落ち着いたあとで行う「オンデマンド療法」とはなんですか？

症状が落ち着き、再発の可能性が低い軽症の逆流性食道炎の患者さんでは、それまでのように薬を毎日服用するには及びません。こうした患者さんには、オンデマンド療法が検討されます。オンデマンド療法とは、いったん症状が消えたのちに再び胸やけなどの症状が現れたとき、あるいは現れそうと感じたときに、患者さん自身の判断で薬の服用を再開し、症状が治まったらやめるという治療法です。オンデマンド療法では、症状を速やかに取り除くために薬の即効性が重要になります。従来のプロトンポンプ阻害薬（PPI）は効果が現れるまでに時間がかかりました。その点、新しいP《ピー》-CAB《キャブ》（Q80を参照）は従来のPPIよりも胃酸の分泌《ぶんぴつ》抑制効果が強いだけでなく、速やかに効果が現れることから、オンデマンド療法に適しているといわれます。

また、PPIの種類（Q77を参照）によってもオンデマンド療法の効果に違いがあります。費用も薬によって違うので、費用対効果も含めて医師とよく相談することが大切です。

（二神生爾）

第6章

手術についての疑問 13

Q88 手術が必要になることはありますか？

手術が必要になることはもちろんあります。

胃液の分泌《ぶんぴつ》を抑えるプロトンポンプ阻害薬や胃酸の働きを弱める制酸薬、漢方薬などさまざまな薬を試したけれど効果が十分に得られない場合や、3チセン《チセン》以上も胃が上部にはみ出している大きな食道裂孔《れつこう》ヘルニア（Q18を参照）がある場合、食道狭窄《きょうさく》を起こしている場合（Q39を参照）、夜間にセキが出て誤嚥《ごえん》性肺炎を起こしたり睡眠障害を起こしたりしている場合などです。**特に、大きな食道裂孔ヘルニアの場合、胸部の圧迫感が出ることがあります。そのような場合は、手術がすすめられます。**

薬による維持療法（Q86を参照）と手術を比較した欧米の試験では、胸やけや呑酸《どんさん》（胃酸が逆流し、のどや口の中がすっぱいと感じること）などの症状の軽減に加え、胃食道逆流症（Q5を参照）による睡眠障害や呼吸器の症状、胃酸の逆流などにおいて、維持療法よりも手術のほうが改善効果が高いという結果が出ています。そのため、欧**米では手術が積極的に行われており、今後日本でも増えていくといわれています。**

（井上晴洋）

Q89 手術はどのようなタイミングで行われますか？

逆流性食道炎ではまず薬物療法が行われますが、効果が十分に得られない場合に手術がすすめられます（これには、薬そのものが効かない場合だけでなく、薬を飲みたくない場合なども含まれます）。

そのほか、次のようなときにも手術が検討されます。

●食道がんを招く危険があるバレット食道（Q40を参照）や、食べ物がつかえて苦しくなる食道狭窄《きょうさく》（Q39を参照）が生じている

●大きな食道裂孔《れっこう》ヘルニア（Q18を参照）による胸部圧迫感や嚥下《えんげ》障害が見られる

●胃酸の逆流でかすれ声やセキ、胸痛、誤嚥《ごえん》などの症状が出ている

●若い患者さんで、今後何十年も薬を服用することの負担が大きすぎる

なお、手術により改善が得られる可能性が大きいかどうかを判断するため、術前にpH《ペーハー》モニタリング検査（Q55を参照）や食道運動機能検査（Q56を参照）などが行われます。

（井上晴洋）

Q90 手術は何を目的に行いますか？

プロトンポンプ阻害薬（ＰＰＩ）は胃酸の分泌《ぶんぴつ》を抑えることで症状を軽減させたり、食道の粘膜を傷つきにくくしたりすることを目的にしています。一方、**手術は胃酸の逆流を起こす原因となっている噴門《ふんもん》（胃と食道の接合部）のゆるみを修復し、胃酸の逆流を防ぐことが目的です。**ですから、手術はＰＰＩを使った薬物療法よりも根治的な治療といえます。これにより、症状を軽減させたり生活の質（ＱＯＬ）を上げたりすることが期待できます。

食道裂孔《れっこう》ヘルニア（Ｑ18を参照）を併発して噴門が開いたままになっている場合は、薬物療法では効果がありません。逆流性食道炎の手術を行えば、食道裂孔ヘルニアも併せて治療できます。

また、維持療法（Ｑ86を参照）が必要な若い患者さんの場合、この先、何十年も薬を飲みつづけなければなりません。定期的に通院するための時間や薬の費用など、さまざまな負担が強いられます。こうした負担を軽減するために、手術が行われることもあります。

（井上晴洋）

Q 91 80代、90代でも手術は受けられますか？

基本的には手術は何歳になっても受けることは可能です。ただし、高齢者の場合は80代でも登山をしたりジョギングをしたりと健康で体力のある人もいれば、70代で病気がちで体力のない人もいます。**したがって、手術に耐えられる健康と体力の有無を個別に考慮する必要があります。**

一方、胃酸がのどまで逆流し、それが気管に入って誤嚥《ごえん》性肺炎を起こす人がいます。誤嚥性肺炎は高齢者にとって生命を脅かしかねない病気です。誤嚥性肺炎のリスクがあるような人には、手術を積極的に検討してもいいと思います。

いずれにせよ、ご本人や家族は内科の担当医と手術を行う外科医の両者とよく相談し、手術をする場合と手術をしない場合のそれぞれのメリットとデメリットをさまざまな角度から検討し、総合的に判断することが大切です。

（井上晴洋）

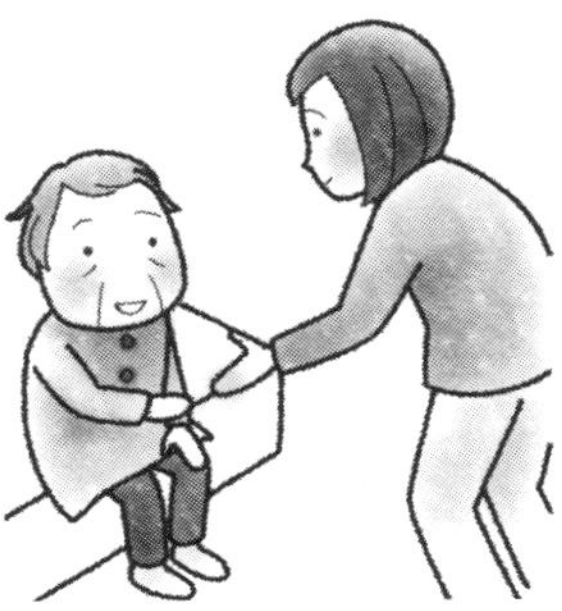

担当の医師とよく相談しよう。

Q92 患者が手術してほしいといえば、手術してもらえますか？

逆流性食道炎は良性の病気ですから、ほかに深刻な病気を抱えているといったよほどの身体的リスクがないかぎり、医師は患者さんの希望に沿うことが多いと思います。ただし、逆流性食道炎という病気や治療についてよく理解したうえで手術を希望されているのであればいいのですが、必ずしもそうでない患者さんをまれに見受けます。

例えば、30〜40代の若い患者さんの場合、胃酸を抑えるプロトンポンプ阻害薬を服用すると症状は治まるけれど、また何度も起こる可能性があるため、その後も何十年と服用しつづける維持療法が行われることがあります（Q86を参照）。ところが長期服用をすると副作用が出る可能性があり、手術を希望される人がいます。確かに、若い人が何年も薬を飲みつづけるのは大変ですし、長期服用による副作用の危険も考慮しなければいけません。一方、どんな手術でも体にメスを入れるのはリスクがあります。**大事なのは、それぞれの長所や短所があるということです。手術により期待できる効果とリスクなどを考え合わせて判断することが必要です。**

（井上晴洋）

Q93 手術には開腹手術と腹腔鏡手術があるそうですが、症状で変わるのですか？

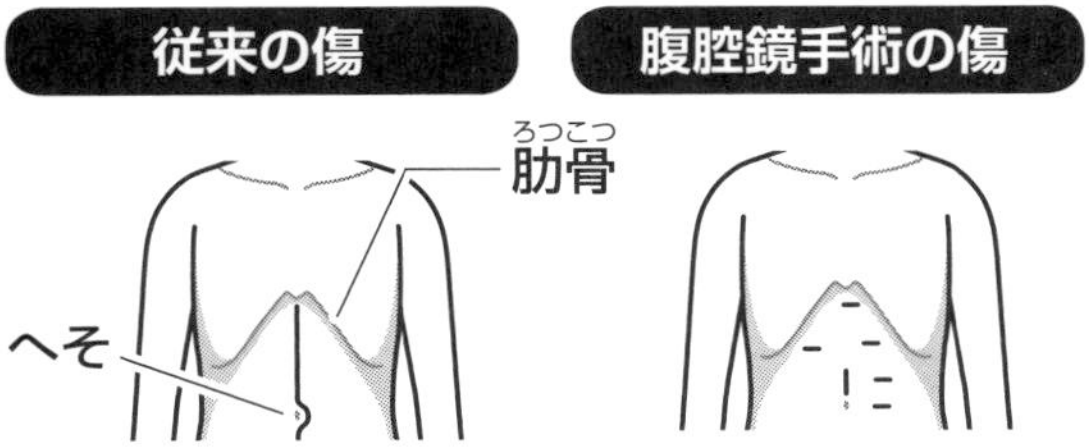

かつてはおなかを大きく切る開腹手術が行われていました。しかし、最近は傷口が小さくてすむ腹腔鏡《ふくくうきょう》手術が主流になっています。

いずれも、おなかの中で行うことは同じなのですが、おなかを大きく切る開腹手術に比べ、腹腔鏡手術は腹部に5～12ミリ程度の小さな穴を6カ所あけ、この穴から小型のカメラと手術道具を入れるだけなので、傷口が小さくて手術後の痛みも少なくてすみます。また、傷口の治りも早く、早くから体を動かすことができ、入院期間は3日程度ですみ、早期に社会復帰ができます。

ただし、以前に開腹手術の既往がある方は、おなかの中に腹壁と腸壁や腸管どうしが癒着《ゆちゃく》しやすく、一般的には腹腔鏡手術ではなく、視野が広くなる開腹手術が選択されます。それ以外は、基本的に腹腔鏡手術が行われます。

（井上晴洋）

Q 94 腹腔鏡手術にはどのような種類がありますか？ 手術時間はどのくらいですか？

逆流性食道炎の腹腔鏡《ふくくうきょう》手術は噴門《ふんもん》形成術（噴門とは胃と食道の接合部）と呼ばれるものです。胃底部（ゆるく伸びやすいところ）を持ち上げて食道の後ろから噴門に巻きつけます。胃底部を噴門にどのくらい巻きつけるかによって三つの種類に大きく分かれます。

噴門に３６０度巻きつける（全周性）のがニッセン法、２７０度にするのがトゥーペ法、１８０度にするのがドール法です。

現在、主に行われているのはニッセン法で、胃酸の逆流防止効果が非常に高いのですが、術後に飲み込みづらくなったり（嚥下《えんげ》困難）、腹部膨満《ぼうまん》などの合併症が起こりやすくなります。最近はトゥーペ法も増えつつあります。

一方、ドール法は、ニッセン法、トゥーペ法に比べると逆流防止効果は弱いとされています。逆流性食道炎よりも、食道アカラシア（Q61を参照）の手術を行うさいに用いられることが一般的です。

腹腔鏡手術の主な種類

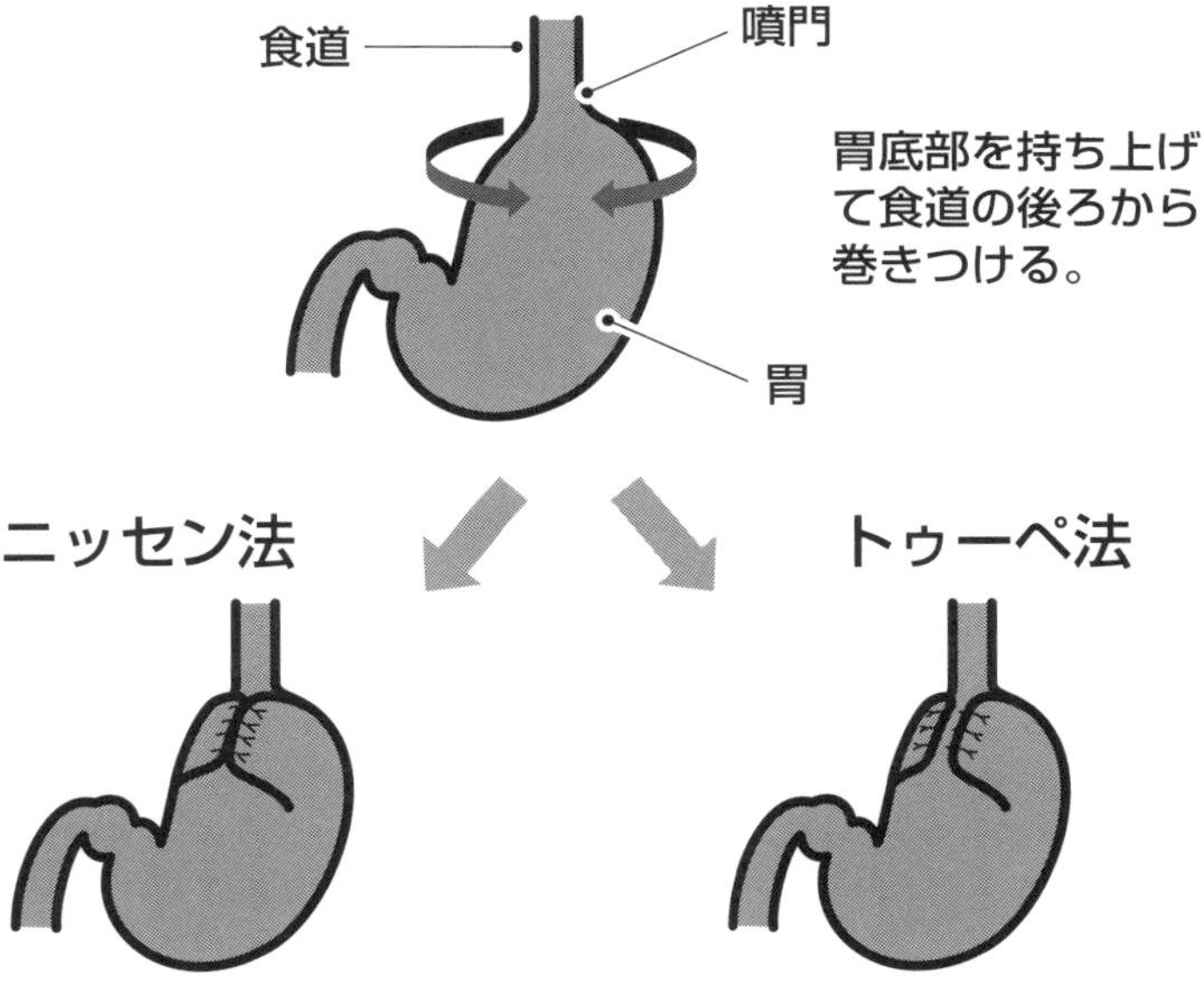

ニッセン法やトゥーペ法は、いずれも手術時間は90分程度です。

なお、逆流性食道炎の腹腔鏡手術は安全性の高い手術で、出血することはほとんどありません。

しかし、周囲に肝臓や大血管があり、これらに関連する出血が見られることがまれにあります。その場合は、輸血が行われます。

また、おなかの中に癒《ゆ》着《ちゃく》が見つかった場合には、途中で開腹手術に切り替えることもあります。

（井上晴洋）

Q95 手術しても改善しないことはありますか？

手術をすると約90％の人がプロトンポンプ阻害薬（ＰＰＩ）の服用を中止できるといわれています。術後、症状が完全に消えずＰＰＩの服用が必要になったとしても、術前よりは症状は軽いケースがほとんどです。

噴門《ふんもん》形成術（Ｑ94を参照）では、胃の上部を食道に巻きつけるため、食べ物が飲み込みづらくなる嚥下《えんげ》困難が起こることがあります。しかし、この症状は一時的で、3カ月後ぐらいにはほぼ消失します。それでも症状が改善しない場合は、バルーン（風船）で噴門部を拡張して、食べ物の通りをよくする処置が行われます。

腹部膨満《ぼうまん》も術後の代表的な合併症です。噴門形成術で噴門を締めつけた結果、胃にたまった空気が口に上がってゲップを出せないため、空気がおなかにたまってふくれた感じがするのです。これも徐々に改善しますが、胃の蠕動《ぜんどう》運動（内容物を先に送り出す運動）を促し、胃の内容物を小腸へ排出させる薬が必要になることもあります。

口に上がれなくなった空気はお尻《しり》から出てくるので、おならが増えます。しかし、ゲップが増えてくれれば、おならはあまり出なくなります。

（井上晴洋）

Q 96 手術にかかる費用の目安を教えてください。

逆流性食道炎の手術には公的医療保険が適用されます。腹腔鏡《ふくくうきょう》手術の入院日数は3日間ぐらいなので、3割負担で20万円程度が目安となります。別途、入院時に着る服や下着、洗面具などの準備費用や交通費などがかかります。

手術は一時的には金銭的な負担がありますが、長期間、薬を飲みつづける場合と比べると、手術をしたほうがトータルの費用は少なくてすむという海外の報告もあります。

なお、逆流性食道炎の手術は保険診療で行うので、高額療養費制度により、年収や年齢で定められた自己負担額を超えた分については、あとで払い戻しを受けることができます。

また、一時の医療費全額立替が負担になるときは、退院時の支払いが自己負担額だけになるしくみもあります。くわしくは加入している健康保険組合や全国健康保険協会（協会けんぽ）、または市区町村の窓口などに問い合わせるといいでしょう。

（井上晴洋）

Q97 胃酸の逆流を改善する新しい内視鏡手術があるそうですが、くわしく教えてください。

腹腔鏡《ふくくうきょう》手術が体に負担が少ないとはいえ、それでも腹部に6カ所の穴をあけなければいけないので、体への負担が全くないわけではありません。より負担の少ない治療法ということで、口から挿入した管を患部まで進めて治療をする内視鏡治療も増えてきています。

これまでいくつもの内視鏡手術の術式が考案されています。しかし、長期にわたる効果や安全性に問題があり、標準化した治療法はまだ確立されていません。

私たちが新たに考案し、臨床で展開している内視鏡手術がARMS《アームス》（逆流防止粘膜切除術）です。逆流性食道炎の患者さんのほとんどは、噴門《ふんもん》（胃と食道の接合部）がゆるんでいます。ARMSでは、胃の上部の噴門付近の粘膜を適度な範囲において切除します。食道自体には手をつけません。そうすると、胃の上部の粘膜を切除された部分には潰瘍《かいよう》ができます。つまり、人工的に潰瘍を作るのです。

この潰瘍は完治しますが、潰瘍が治っていく過程においてその部分の組織は収縮し、それまでゆるんでいた噴門がキュッと締まってくるのです。これは、人工的に傷をつけた組織が自然に治ってもとの機能を取り戻すというしくみを応用したものです。

私はこれまで１０９人の患者さんにＡＲＭＳを行ってきました。その結果、半数の人は薬の服用を中止でき、残りの人は今まで効かなかった薬が効くようになり、症状が改善しています。治療後、一番長い人で10年近く経過していますが、その人の治療効果は継続しています。

人工的に潰瘍を作るため、一時的に噴門が狭くなることがありますが、通常は数度のバルーン拡張術で解決します。ＡＲＭＳは皮膚にメスを一切入れず、人工的な医療器具なども体内に留置しないため、長期的にも安全な治療法といえます。手術に要する時間は40～60分程度です。

しかし、ＡＲＭＳは、胃の上部が横隔膜からはみ出す食道裂孔《れつこう》ヘルニア（Ｑ18を参照）の患者さんには適していません。そうした食道裂孔ヘルニアの患者さんに対しては、外科手術を行います。

最新の研究でＡＲＭＡ《アーマ》（逆流防止粘膜焼灼《しょうしゃく》）においても、ＡＲＭＳと同じ効果が得られることがわかってきました。

ＡＲＭＡはＡＲＭＳでの粘膜切除と同じ部分を高周波電流で焼灼します。すると、切除した場合と同じように人工潰瘍ができて収縮が始まり、ゆるんだ粘膜を引き締めます。

手術時間はＡＲＭＳより短く、25～50分ほどです。

２０１８年から２０２０年2月現在までに、32人の患者さんにＡＲＭＡを行っていて、有意に症状の改善効果が得られています。

ＡＲＭＡの適応は食道裂孔ヘルニアを伴う逆流性食道炎の患者さんです。以前は、3センチ以上も飛び出しているような大きい食道裂孔ヘルニアの人にはニッセン法などの腹腔鏡手術をすすめることもありましたが、現在、私たちの病院ではＡＲＭＡをおすすめしています。ＡＲＭＡの入院期間は４日間程度です。

ちなみに、内視鏡による手術をしたあとは食事量が若干落ちるので、手術前よりも食事に時間がかかるようになります。ですから、昼食もそこそこで仕事に戻るようなバリバリのビジネスマンには内視鏡による手術はあまり向きません。むしろ、女性の患者さんに内視鏡手術を行うと、食事量が減ってダイエットできたと喜ばれています。

なお、このＡＲＭＡを行っているのは、現時点で私が勤務している昭和大学江東豊洲病院のみで、執刀医も限定しています。しかし、ＡＲＭＡは安全性・効果ともに高いことから、今後大きく広がっていくことが期待されます。

（井上晴洋）

逆流性食道炎の新しい内視鏡手術

逆流性食道炎の内視鏡手術（ＡＲＭＳ）は、噴門付近のゆるんだ粘膜を内視鏡で切除することで、ゆるんだ噴門を修復して逆流を防ぐ手術法。改善率は100％で、皮膚にメスを入れず、体内に異物を留置する可能性も低いため安全な治療法として注目されている。

下の写真Ⓐは ＡＲＭＳ実施前、写真Ⓑは実施２カ月後の噴門の状態（中央の棒が内視鏡）。ゆるんでいた噴門がキュッと締まっているのがわかる。

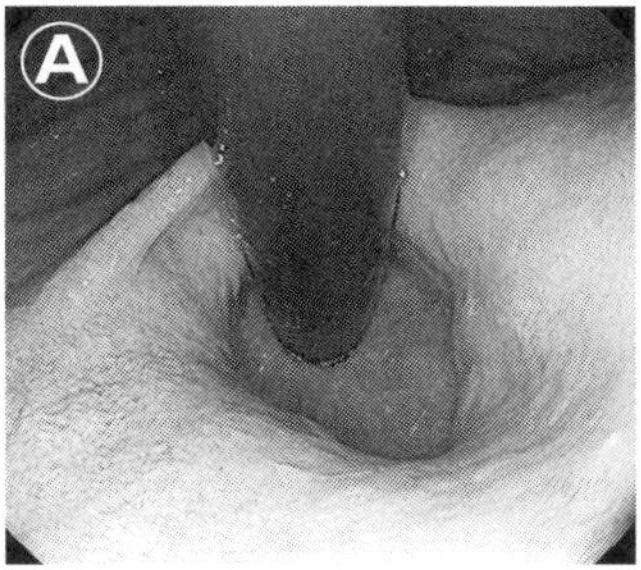

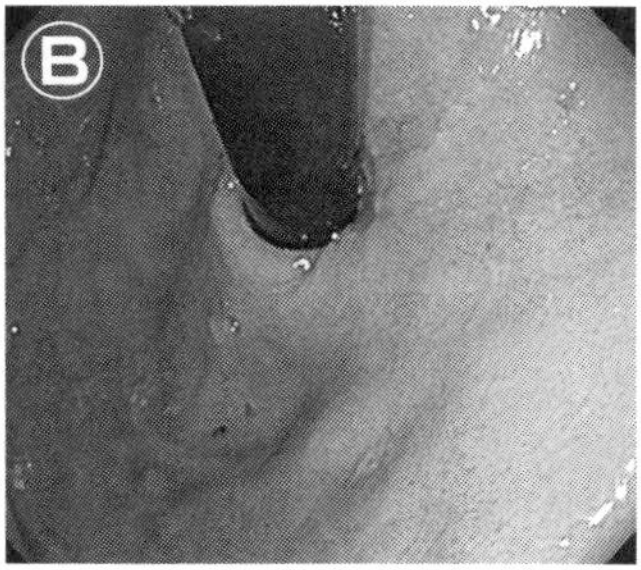

食道裂孔ヘルニアを伴う逆流性食道炎に対する内視鏡手術はＡＲＭＡが適している。写真Ⓒのように粘膜を馬蹄形に高周波電流で焼灼することが多い。写真Ⓓは、ＡＲＭＡ術後４週の状態。人工的に作った潰瘍はほぼ治り、ゆるんでいた噴門が締まっている。

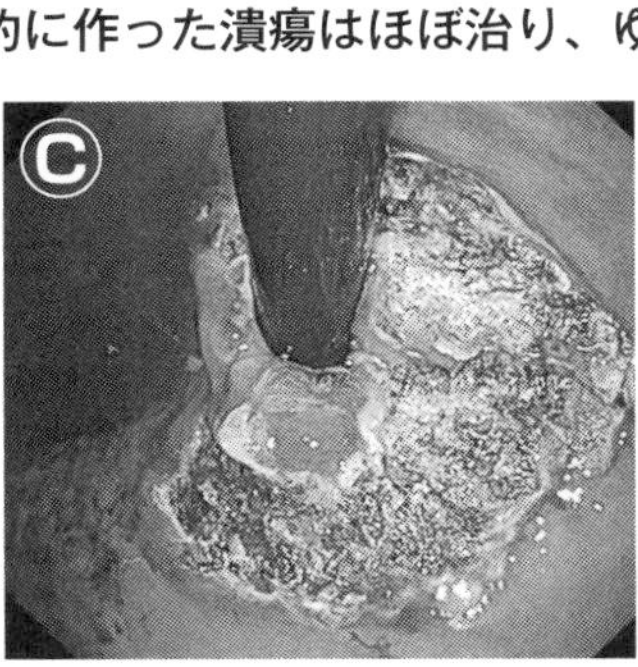

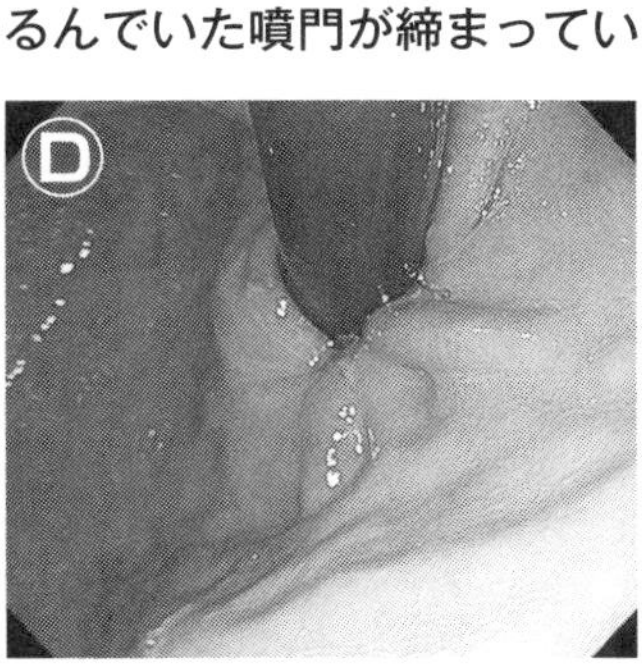

Q98 新しい内視鏡手術は保険が利きますか?

Q97で述べたARMS《アームス》とARMA《アーマ》は、まだ公的医療保険の適用とはなっておらず、全額が自費診療となります。しかし、私が勤務している昭和大学江東豊洲病院では患者さんの負担をできるだけ少なくする配慮をしているのでご相談ください。

ＡＲＭＳとＡＲＭＡは新しい治療法なので手術件数がそれほど多くなく、安全性や有効性を示すデータがまだ少ない状況にあります。しかし、手術件数が増え、安全性や有効性を確認できるデータが蓄積して、将来は先進医療に認められることを願っています。

そうなれば、手術そのものは全額自己負担になりますが、それ以外の検査代や投薬代など通常の治療でも同じように発生する費用については、公的医療保険が適用されます。

（井上晴洋）

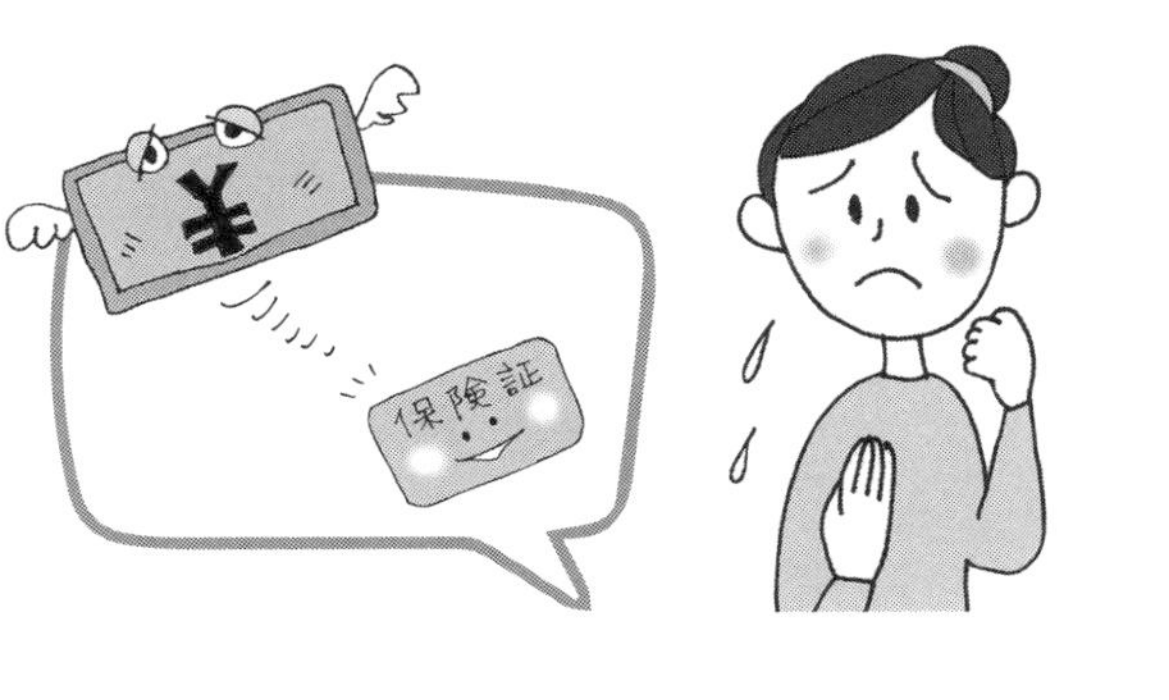

Q 99 手術を安心してまかせられる病医院の選び方を教えてください。

どんな手術においても、治療成績は執刀医の経験と技量に左右されます。病巣部分を切除して縫い合わせるがんの手術と異なり、逆流性食道炎の手術では、飲み込んだものをスムーズに食道から胃へ流れるようにすると同時に、胃から食道への逆流を起こさないようにしなければならない、という二つの相反する目的を満たさなくてはいけません。そのため、特に熟練した技量が求められます。

手術を安心してまかせられるかどうかの指標の一つが手術件数です。一般的には手術を多く経験するほど、手術技術は磨かれます。最近は情報公開をしている医療施設が多いので、インターネットで手術件数を調べるといいでしょう。

なお、内視鏡手術については、日本内視鏡外科学会が内視鏡手術を安全かつ適切に行う技術を有し、かつ指導するに足る技量を有していることを認定した医師名をホームページ上で公表しています（下記を参照）。その中の「消化器・一般外科領域」技術認定取得者を参考に探すのも一つの方法です。（井上晴洋）

http://www.jses.or.jp/about/certification.html

Q 100
手術後の生活で気をつけるべきことはありますか？

手術後は、ふつうの食事ができるようになりますが、手術をしてよくなったからと暴飲暴食を続けると、症状が再発しかねません。食事を楽しめないほど神経質になる必要はありませんが、栄養バランスのいい食事を規則正しくとる、腹八分めにとどめる、よく噛《か》んで食べるといった、いわゆる健康にいい食事を心がけてください。

姿勢については、手術前のように前かがみになったら胃酸が逆流してくるといったことは、手術後は起こりにくくなります。そのため、あまり気にすることはありません。

手術後、食道の通過障害や腹部膨満《ぼうまん》症状が現れることがあります（Q95を参照）。通常、時間の経過とともに症状は治まっていきますが、症状が強かったりして気になるときは医師に遠慮なく伝えましょう。

（井上晴洋）

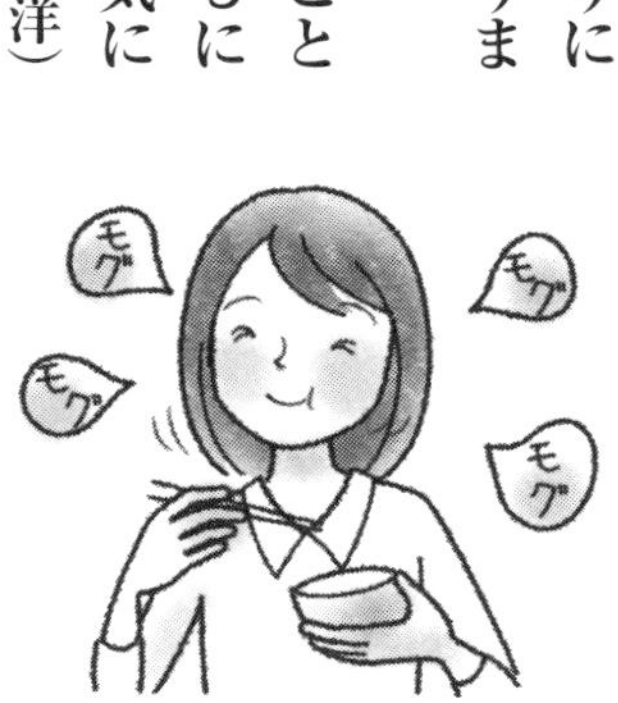

健康にいい食事を心がけ、1口30回を目安に噛むといい。

第7章

食事についての疑問21

Q101 逆流性食道炎の人がまっ先に改善すべき生活習慣はなんですか？

最初に改善すべき生活習慣は、食習慣です。

逆流性食道炎の患者さんは、しばしば「食後に最も症状が出やすい」と訴えます。これは、食後に起きる下部食道括約《かつやく》筋の機能低下による胃酸の逆流が原因です。

食べ物が口から食道を通って胃の入り口にある噴門《ふんもん》に到達すると、噴門を取り巻いている下部食道括約筋がゆるみ、食べ物が胃の中に流れ込みます。胃は満腹時には1・2〜1・5ℓ《リットル》分もの食べ物をためることができるので、通常は食べ物が逆流することは当然ありません。

ところが、大食したり、急いで食べ物をかき込んだり、刺激の強い食べ物を食べたりすると、食道と胃には大きな負担がかかり、下部食道括約筋のゆるみも誘発します。すると、胃酸や胃の内容物の逆流を招き、胸やけや呑酸《どんさん》（胃酸が逆流し、のどや口の中がすっぱいと感じること）などの症状が現れるようになるのです。

特に、高齢で下部食道括約筋の筋肉が衰えている人、肥満で内臓脂肪が多く胃を圧迫しやすい人、ネコ背で姿勢が悪い人は、さらに食事の影響を受けやすいので注意が必要です。

では、逆流性食道炎を防ぐために、具体的に食事をどう変えればいいのでしょう。最低限、次の三つは今日から守ってください。

①食事量は腹八分め

「もう少し食べたい」と思う時点で食事を終えます。そのためには食事時間は朝・昼・晩と規則正しく、1回の食事につき30分以上かけて、1口30回以上を目安によく噛《か》むようにします。

②寝る3～4時間前に食事を終える

胃酸の逆流を防ぐために、食後すぐに横になるのはさけ、夕食は寝る3～4時間前に終えます。また、食後すぐの入浴も消化活動の妨げになるので、1時間以上は間をあけましょう。

③高たんぱく食・高脂肪食ばかり食べない

食事の欧米化とともに逆流性食道炎が増えてきた背景には、たんぱく質や脂肪の摂取量の増加があるといわれます。消化に時間がかかり、胃酸の分泌《ぶんぴつ》を促すたんぱく質や脂肪のとりすぎに注意し、バランスよく栄養をとりましょう。

（島田英昭）

Q 102 「辛い・熱い・脂っこい」が逆流性食道炎を招く3大食品と聞きました。なぜですか？

辛い・熱い・脂っこい食べ物は、逆流性食道炎の人にとっては要注意の3大食です。その理由を説明しましょう。

最近は、激辛食品がブームになっています。激辛ラーメンや激辛カレー、激辛麻婆豆腐など、飲食店でも工夫を凝らした激辛メニューが多数あるようです。

ところが、激辛食品はその辛みが食道の粘膜を刺激するため、逆流性食道炎で食道粘膜にすでに炎症が起こっている人には、炎症を悪化させる可能性があります。また、辛いと胃酸の分泌《ぶんぴつ》量が増えるため、より胃酸の逆流を助長する可能性があり、逆流性食道炎の人に対してはおすすめできません。もちろん、食事の楽しみは大切ですので、激辛食品が大好きな人に「食べないで」とまではいいませんが、食べる量と頻度を減らすことをおすすめします。

熱い食べ物はどうでしょうか。みなさんは、熱湯でいれたお茶を飲んだとき、お茶が食道を通過するさいに胸に熱さを感じた経験があるでしょう。皮膚ならばヤケドするかもしれない熱さですから、食道の粘膜にもダメージがあります。

熱さによって食道の粘膜の炎症が悪化したり、刺激によって知覚が敏感になることで、少量の胃酸の逆流でも胸やけを感じやすくなってしまうのです。

熱いスープやうどん、ラーメンなどは熱いうちに口の中にどんどん入れることをさけて、飲み込んださいに胸に熱さを感じない程度に冷ましたうえで食べるようにしましょう。

脂っこい食べ物については、逆流性食道炎の悩みがある場合は経験的にすでに「食後は胸やけするから食べない」という人が多いと思います。

これは、脂っこい食品を食べると、脂肪分の分解を促すコレシストキニンというホルモンが十二指腸で分泌されますが、この影響で下部食道括約筋《かつやく》がゆるみやすくなるとされています。するとと、胃酸の逆流が増えて食道の粘膜を傷つけてしまうのです。

また、脂肪を胃で消化するさいには胃酸を多く必要とするため、胃酸の分泌量も増えてしまいます。

逆流性食道炎の改善をめざすなら、焼き肉や天ぷら、とんかつなどの高脂肪食はなるべく控えましょう。


（島田英昭）

Q 103
コーヒーや緑茶の飲みすぎで逆流性食道炎が起こります。なぜですか？

その理由は、コーヒーや緑茶に含まれているカフェインの影響と考えられます。カフェインは胃を刺激して胃酸の分泌《ぶんぴつ》を促します。また、胃から食道への逆流を防ぐ働きの下部食道括約《かつやく》筋もゆるめるため、胃酸の食道への逆流を助長し、食道の粘膜を傷つけて逆流性食道炎のさまざまな症状を引き起こすのです。

カフェインを含む食品は、コーヒーや緑茶だけではありません。紅茶やウーロン茶、ココア、チョコレートなどがあり、眠け覚ましのガムにも覚醒《かくせい》のためにカフェインが使用されている場合もあります。また、栄養ドリンクと呼ばれるものにもカフェインが含まれているものは多いと思います。

カフェインの入ったものをとったとき、胸やけなどが起こる人は、摂取量を減らしましょう。最近は、カフェイン量を減らした「カフェインレス」や、カフェインが入っていない「ノンカフェイン」の緑茶やコーヒーもあるので、試してみてはいかがでしょうか。

（島田英昭）

Q 104 炭酸飲料は飲んでも大丈夫ですか？

逆流性食道炎と診断された人で、症状が強い人は、炭酸飲料を飲むのを控えましょう。

炭酸飲料とは、二酸化炭素を高圧で水に溶かした飲み物です。**炭酸飲料を飲むと、炭酸飲料に溶けている二酸化炭素が気化し、胃の中でガスになります。すると、胃の内圧が高まってゲップとなって口から出やすくなります。そのさい、下部食道括約《かつやく》筋がゆるんでいると、胃酸が逆流しやすくなります。**

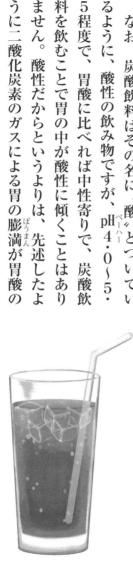

なお、炭酸飲料はその名に〝酸〟とついているように、酸性の飲み物ですが、pH《ペーハー》４・０～５・５程度で、胃酸に比べれば中性寄りで、炭酸飲料を飲むことで胃の中が酸性に傾くことはありません。酸性だからというよりは、先述したように二酸化炭素のガスによる胃の膨満《ぼうまん》が胃酸の逆流を助長すると考えられます。（島田英昭）

Q105 飲酒してもいいですか？ おすすめのアルコール飲料や適量はありますか？

過度な飲酒はさけ、どうしても飲みたいのであれば、少量飲むことをすすめます。食前酒の例があるように、少量のお酒には胃酸の分泌《ぶんぴつ》を促したり、胃の血流をよくしたりして胃の働きを活性化させ、食欲を誘う効果があります。ところが、大量にアルコールを飲むと胃酸の分泌が多くなりすぎて、逆流しやすくなります。また、アルコールは食道下部の筋肉（平滑筋《へいかつ》）に作用し、下部食道括約筋《かつやく》をゆるめたり、食道の蠕動《ぜんどう》運動（内容物を先に送り出す運動）を低下させたりします。このことも胃酸の逆流を招く要因になります。

お酒の種類としては、ビールのような発泡タイプは胃の内圧を高めて胃酸を逆流させやすくするのでおすすめできません。度数の強いお酒をストレートで飲んだり、空腹時に飲んだりするのも、食道や胃の粘膜を傷める原因となります。適度な飲酒量は、1日当たり日本酒なら1合、ウイスキーダブルなら1杯、焼酎《しょうちゅう》ならコップ½杯程度とされます。これを目安に気持ちよく飲める量にとどめましょう。

（島田英昭）

Q106
甘いお菓子は、発症原因になりますか？どんなお菓子なら大丈夫ですか？

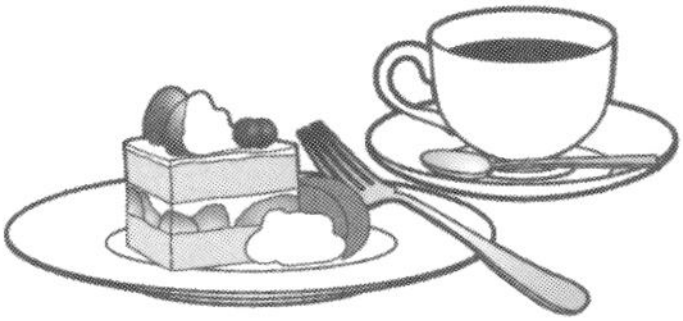

甘いお菓子はほどほどに。ケーキなど、脂肪分の多いクリームには気をつける。

和菓子などの甘いお菓子に多く含まれる糖分については、逆流性食道炎の発症と直接関係はないようです。しかし、糖分のとりすぎは肥満を招きます。太ると腹圧がかかるため、胃が圧迫されて胃酸の逆流を招きやすくなります（Q15を参照）。ですから、甘いお菓子は食べすぎないことが大切です。

特に、バタークリームや生クリームなどを使った脂肪分の多いケーキ類は注意が必要です。脂肪を消化するには時間がかかり、胃の滞留時間が長くなります。そのため胃酸の分泌《ぶんぴつ》量が多くなり、逆流して食道に炎症（びらん・ただれ）を引き起こす可能性が高くなります。

神経質になりすぎるのもよくありませんが、胸やけなどの症状が出ない程度の量にしておきましょう。

（島田英昭）

Q107 冷たいアイスクリームは、逆流性食道炎の原因になりますか？

冷たいものが逆流性食道炎を悪化させるというデータはありません。

そもそも、逆流性食道炎は食道に起きる炎症のことで、食道の粘膜が少しただれている状態を指します。一般に、ただれているところに仮に熱いものが接すれば、その部分はヤケドのような損傷を受けて炎症を拡大させてしまう可能性があるでしょう。しかし、アイスクリームやかき氷、冷水などが食道を通過しても、熱いものに比べれば、それほど大きな影響はないと考えられます。ただし、逆流性食道炎を患っている人は、ストレスなどにより胃の血流が悪かったり、東洋医学でいうような胃が「冷えている」状態だったりする場合があり、注意が必要かもしれません。

飲み物や食べ物の温度は熱すぎず、冷たすぎず、適温がおすすめです。温度にしたら、60℃くらいの熱さで、冷めにくい器に入れて少しずついただきます。特に朝晩に白湯《さゆ》をいただくのを日課にするといいでしょう。温かい飲食物は血流をよくして胃の働きを正常にコントロールします。

（島田英昭）

Q108 逆流性食道炎は早食い・大食いの人に多発するそうですが、なぜですか？

早食い・大食いの人に逆流性食道炎が多いのは、大量の食べ物が矢継ぎ早に胃に入ると、胃の内圧が上がって一時的に下部食道括約筋《かつやく》がゆるみ、胃の内容物の逆流が起こるからです。

早食い・大食いでは嚙《か》む回数が少なくなります。本来、嚙むことで唾液《だえき》と食べ物が混ざり合って消化吸収されやすい形になったり、唾液中のβ《ベータ》-アミラーゼがでんぷんを消化したりして胃へと送られます。ところが嚙む回数が少ないと、食べ物が大きい形のまま胃に入ってくるため消化に時間がかかり、食べ物が胃内に長く留まることになります。そうなれば胃酸を含む胃液の分泌《ぶんぴつ》量も増えます。また、よく嚙まずに食べ物を飲み込むと、空気もいっしょに飲み込んでしまい、ゲップが出やすくなって逆流性食道炎も起こりやすくなります。しかも、早食い・大食いは肥満をもたらすことがこれまでの多くの調査でわかっており、肥満で内臓脂肪がつけば胃が圧迫されやすくなり、胃酸の逆流が起こりやすくなるでしょう。

（島田英昭）

Q 109
早食い・大食い予防に食前生野菜をすすめられました。胃酸過多にはなりませんか？

早食いや大食いの予防に、食事の最初にカサの多い食物繊維が豊富な野菜をたっぷり食べるのがいいといわれます。食物繊維を噛《か》み砕くのに時間がかかり、また、カサが多いために胃の内容物が増え、その結果、早めに脳の満腹中枢が刺激されて摂取量を減らすことができるというわけです。

しかし、逆流性食道炎の患者さんは、食道に炎症があって胃の働きも悪い可能性があるので、食道や胃腸に負担がかかりがちな食前生野菜は控えたほうがいいかもしれません。

野菜でも、食物繊維が多いタケノコ、ゴボウ、トウモロコシ、フキなどの山菜、穀類でも玄米などを摂取するときは少量にするなどの注意が必要です。調理をするさいは、固い繊維のものは、すりつぶしたり、みじん切りにしたりして、繊維を細かく切ると消化されやすくなります。

（島田英昭）

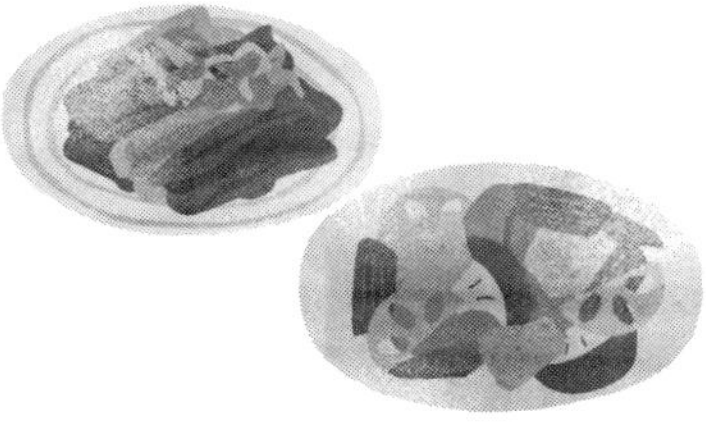

野菜は消化しやすく調理したものがおすすめ。

Q110 食後、ソファで横になって休むと胸やけします。休まないほうがいいですか？

座る・立つ姿勢では、胃と食道が上下に伸びるので、重力に逆らって胃酸が逆流する可能性が低くなります。ところが体を横にした場合は、むしろ胃が食道よりも上にくる場合もあり、しかも食後は下部食道括約筋《かつやく》がゆるみやすくなっているうえ、胃酸が多く分泌《ぶんぴつ》されているので、胃酸がどんどん食道に流れていき、胸やけなどの症状が起こります。ですから、食後すぐに横になるのはＮＧです。

特に食べ物の消化活動が活発な食後30分以内は横にならず、イスに座るなどして体を起こした状態で休むことをおすすめします。また、夜寝る前１～２時間は食事をしないでください。（島田英昭）

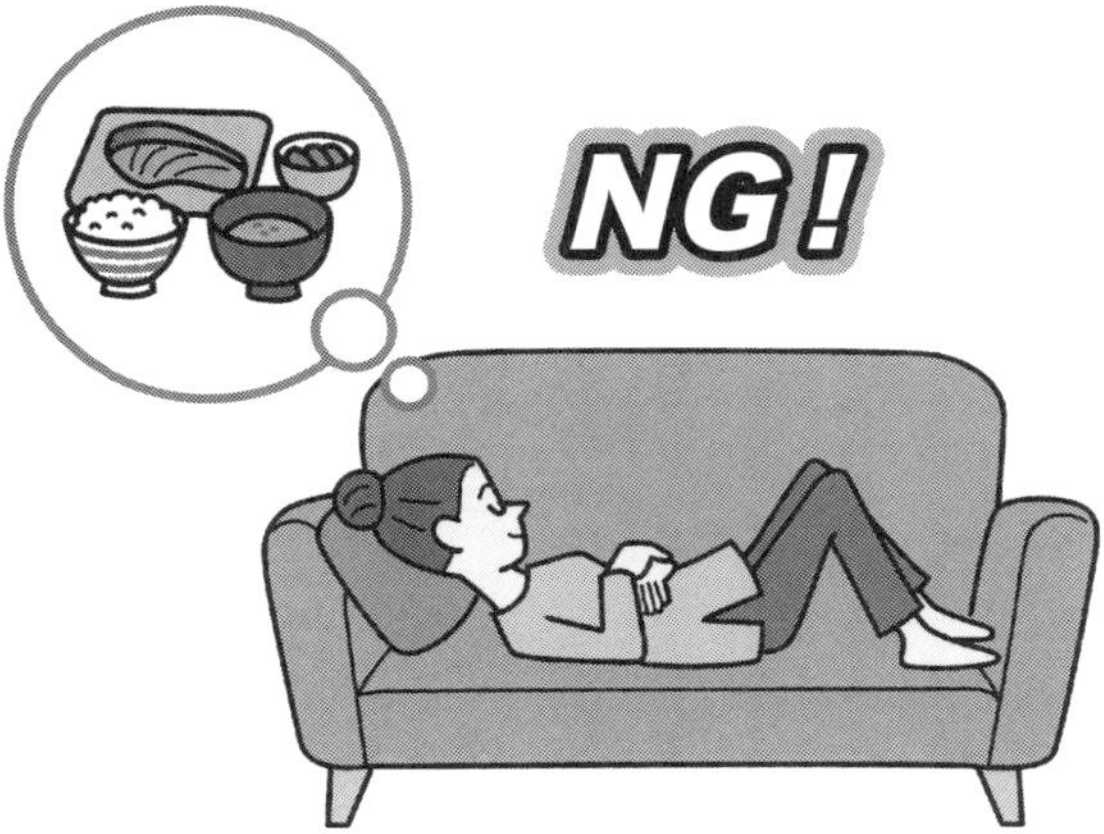

Q 111
食後、呑酸に悩まされます。予防に食後のガム噛みは有効ですか？

ガムを噛《か》むと、唾液《だえき》の分泌《ぶんぴつ》が促されるといわれます。その点からいえば、食後に呑《どん》酸《さん》（胃酸が逆流し、のどや口の中がすっぱいと感じること）の症状が出ているときにガムを噛むことで、唾液によって胃からこみ上げてくる内容物を洗い流す、あるいは食道の粘膜を保護するという点では、逆流性食道炎の予防に役立つ可能性があります。

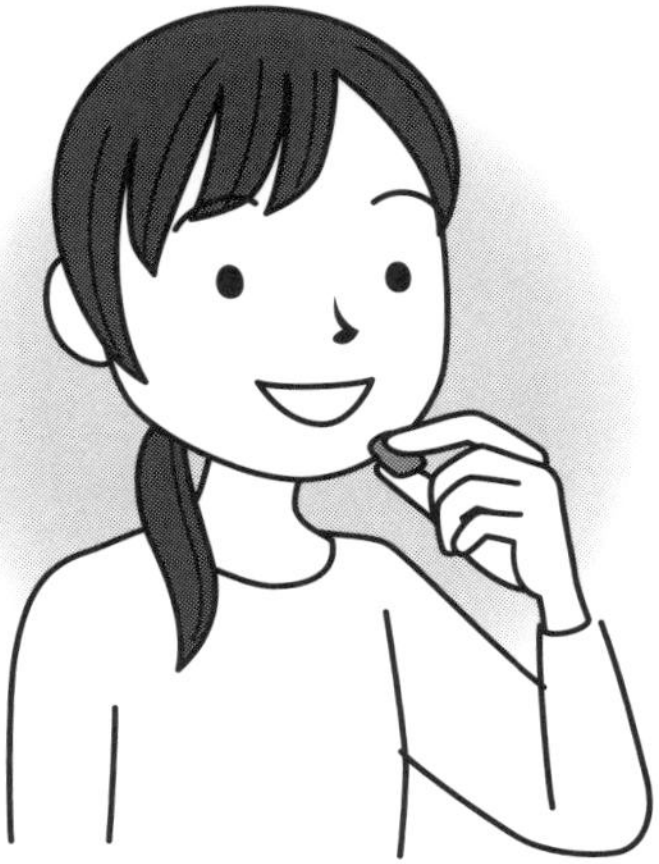

ガムを噛むことよりも簡単な方法としては、水を飲むことも有効です。

水を飲めば、簡単に逆流した胃酸を洗い流せるからです。ただし、飲むのは水が一番です。緑茶を飲むとカフェインが入っているので逆流性食道炎を助長する可能性があります（Ｑ１０３を参照）。

もちろん、食後にガムを噛んで、呑酸の不快感を解消するという方法でもかまいません。（島田英昭）

Q 112 食後すぐに入浴するのは大丈夫ですか？

この質問の答えは、逆流性食道炎の人にかぎったことではないのですが、入浴は食後1～2時間くらいたってからにしましょう。

食後は、食べ物の消化を促すために血液が胃に集中しています。入浴すると、湯温によって血液が全身を巡るので、胃への血流が不足して消化活動が十分にできません。食べ物の消化には平均3時間、脂肪が多い食事では長いと約6時間かかります。少なくとも食後1～2時間は、血液を消化活動に集中して使いましょう。

夜に外出先から帰宅し食事よりもお風呂を先にしてゆったり湯船につかり、疲れを取ってから食事にするのが、胃や食道のことを思うと望ましいといえます。

どうしても食後すぐに入浴しなければならないなら、長湯せずにシャワーですますという考え方もあります。

なお、入浴後は体が冷えないように汗をしっかり拭いてから衣類を着用しましょう。特におなかを冷やすと寝冷えの原因になり、血流が悪くなって胃腸の働きが低下します。逆流性食道炎の人はくれぐれも気をつけてください。

（島田英昭）

Q113 胸やけや呑酸などの症状がひどいとき、食事は控えるべき？

症状があまりにひどいときは、食事を中止して様子を見てください。症状が軽くなってからは、次の点に気をつけて胃酸の分泌《ぶんぴつ》を増やさない食事を徐々に再開しましょう。

●食事は少量ずつ、数回に分けてとる　胃酸は1回分の食事量が多いほど増えるので、数回に分けて食べて分泌される胃酸の量を調整します。

●消化のいいものを食べる　消化のいい食材を選びましょう。例えば、ダイコンやヤマイモなど、食物繊維が柔らかく消化酵素がたっぷり含まれたものや、脂肪分が少ない白身魚や鶏のササミなどを選びます。食物繊維が多いものは、細かく切ったり、とろとろに煮たりするなど、消化を高める調理の工夫をします。

●座ってゆっくり食べる　立ち食いや歩きながらの飲食は控えましょう。十分に噛《か》めずに食べ物が胃に入り、胃の負担が増えて胃酸の逆流を増やす可能性があります。

（島田英昭）

Q 114
症状があるときに食事をするなら、どんなメニューがいいですか？

消化がいいものをとることは当然ですが、それに加えて体力を落とさないために、エネルギーをきちんと補給することも考えてください。

例えば、コシがない柔らかいうどんやお粥《かゆ》、トウモロコシやジャガイモなどを使用した穀類のスープなどはおすすめです。うどんやお粥の上に、消化酵素（食べ物を消化分解し、栄養素を吸収しやすくする物質）が豊富なダイコンおろしやすりおろしたヤマイモ、胃壁を守る働きが期待できる細かく刻んだ納豆やオクラ、モロヘイヤなどのネバネバ食品をかけて食べるとさらにいいでしょう。

おなかの冷えを除き、血流をよくするためには、冷たいものより温かいものがおすすめです。

水ではなく白湯《さゆ》を飲み、そばならもりではなくかけを食べましょう。ただし、熱すぎる食べ物は刺激が強いのでさけてください。

（島田英昭）

Q 115 食事中に水を飲んで胃酸を薄めれば、食後の逆流性食道炎の予防になりますか？

食事中、適量の水を飲むことは、逆流性食道炎の症状を抑えるのに役立ちますが、その理由は胃酸が薄まるからではありません。食道に逆流して食道の壁面についた胃酸を洗い流せるからです。

もしも、水を飲んで胃酸を薄めるためには、1回の食事で分泌《ぶんぴつ》される胃酸の量（500〜700ミリリットル）を考慮するとかなりの量が必要となります。しかし、大量の水分を飲めば胃の内圧がかえって高まり、下部食道括約《かつやく》筋がゆるみやすくなり、胃酸の逆流が起きて食道に大きな損傷を与えかねません。胃酸を薄めるなら、制酸薬で胃酸の働きを弱めるほうが確実です。

（島田英昭）

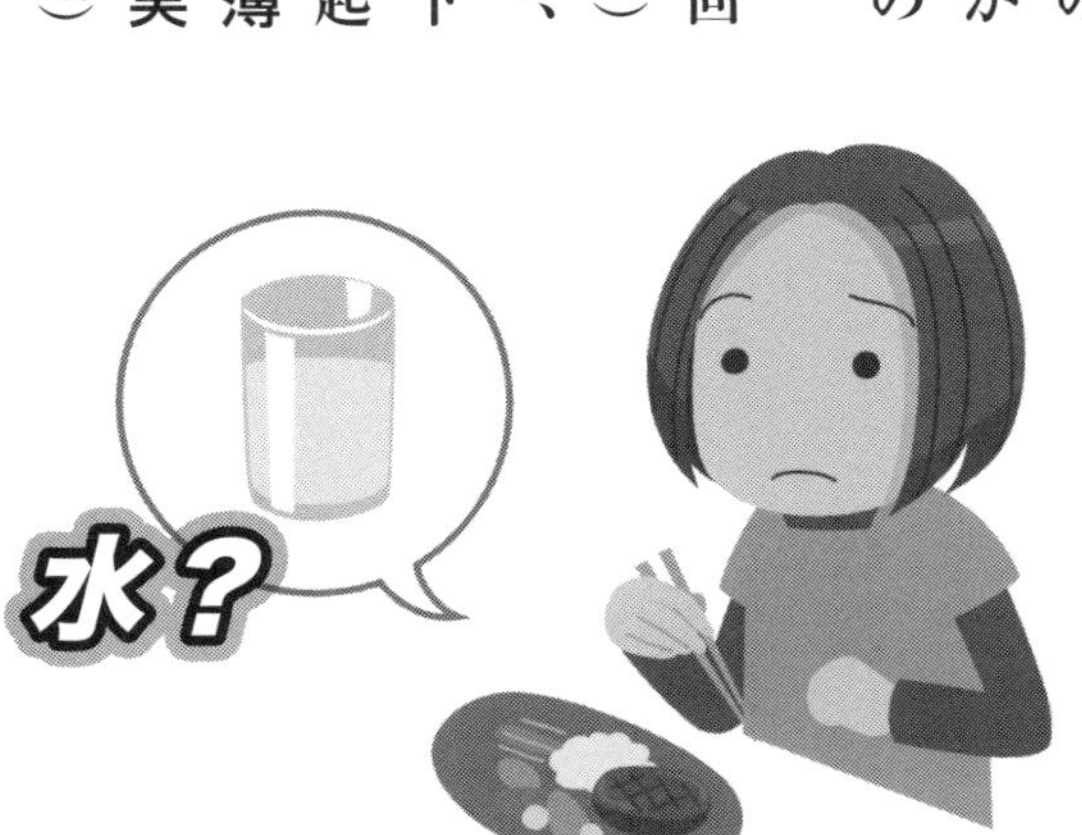

Q 116
魚油が胃酸の分泌を抑えるのに役立つと聞きましたが、本当ですか？

魚の油には、ＤＨＡ（ドコサヘキサエン酸）やＥＰＡ（エイコサペンタエン酸）などのオメガ３系脂肪酸が多く含まれています。オメガ３系脂肪酸は、血液中の中性脂肪や悪玉コレステロール（ＬＤＬコレステロール）を減らし、善玉コレステロール（ＨＤＬコレステロール）を増やすなど多くの健康効果が確かめられています。それに加えて、胃に分布する交感神経を活性化させ、胃酸の分泌《ぶんぴつ》を抑える働きも期待できるとわかっており、逆流性食道炎の人におすすめです。

魚の中でも、カツオ、マグロ、ブリ、アジ、イワシ、サンマ、サバなどの青魚にはオメガ３系脂肪酸がたっぷり含まれています。ただし、いくら逆流性食道炎にいいからといって青魚ばかり食べるのもよくありません。脂肪酸にはオメガ３系脂肪酸以外にもさまざまな種類があり、それぞれ働きも異なるため、バランスよくとることが大切です。例えば、ゴマ油やヒマワリ油などのオメガ６系脂肪酸とオメガ３系脂肪酸の摂取割合は４対１程度が望ましいとされています。

（三輪洋人）

Q 117 ビタミンUは胃にいいと聞きますが、胃酸減らしには役立ちますか?

ビタミンUは、キャベツのしぼり汁から発見されたキャベジン（メチルメチオニンスルホニウム）のことで、ビタミンと名称にはついていますが、正しくはビタミンではありません。胃粘膜を修復する作用があるとされ、発見された当時は胃潰瘍《かいよう》の改善に効果があるとされていました。**現在では、胃酸分泌《ぶんぴつ》の増加を抑える働きが期待できることから、逆流性食道炎の症状改善にも役立つといわれています。**

ビタミンUが含まれている野菜としては、キャベツのほかにレタス、セロリ、アスパラガス、ブロッコリー、ハクサイなどがあげられます。ビタミンUは熱に弱いので野菜は生で食べるほうが効率よく補給できますが、逆流性食道炎の患者さんは胃腸に負担をかけないように、温野菜にしたほうが消化もよく、食べやすいでしょう。煮た場合は、煮汁にもビタミンUが溶け出ているのでスープとして飲み干してください。

（三輪洋人）

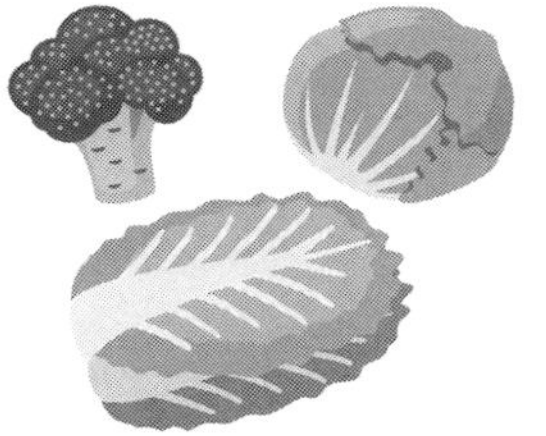

ビタミンUが多く含まれる主な野菜。

Q 118
酢の物を食べたあとに胸やけが起こります。なぜですか？

それは、酢の物の強い酸が、過剰に食道の粘膜を刺激するからです。酢だけでなく、レモンをはじめとする柑橘《かんきつ》類などのすっぱいものが食道を通過するときは、食べ物の酸により食道の粘膜は強く刺激されます。

食道の蠕動《ぜんどう》運動（内容物を先に送り出す運動）による通過時間は、食べ物を飲み込んでから胃に到達するまでわずか5～6秒ですが、この食道の粘膜の刺激を感知した胃内では胃酸の分泌《ぶんぴつ》が高まり、胃の入り口の下部食道括約《かつやく》筋がゆるんで食べ物を受け入れる準備を始めます。このときに入ってくる食べ物の刺激（酸）が強すぎると食道壁が刺激されて食べ物を受け入れたあとに閉じるはずの下部食道括約筋が一時的にゆるむのです。すると、胃の内容物が食道に逆流しやすくなって、食べ物の酸よりもさらに強い胃酸の刺激で、食後の胸やけが起こります。こうして胃酸の逆流や停滞がくり返されて食道が胃酸にさらされつづけると、食道粘膜はさらに傷ついて炎症が生じ、症状を重くします。酢の物の摂取には注意してください。

（島田英昭）

Q119 牛乳が胃にいいと聞きますが、逆流性食道炎の予防にも役立ちますか？

牛乳は、昔から「胃にやさしい飲み物」といわれることが多かったと思います。しかしながら最近は、牛乳にはそのような効果はないという意見も出ています。実際のところは判断が難しいのですが、牛乳を飲んで胃に特に症状が現れていないならその人にとっては、「胃にやさしい飲み物」と考えてもいいのではないでしょうか。ある程度は、食道や胃の保護に役立つと考えられます。寝る前に飲むと睡眠中に食道の粘膜に張りついて患部を守ってくれる医薬品（マーロックス™など）と似た効果があるようです。

また、牛乳にはカルシウムも多く、骨の老化予防に役立ちます。逆流性食道炎は骨《こつ》粗鬆症《そしょうしょう》も原因の一つになるので（Q57を参照）、その点でも牛乳を日ごろから飲む習慣はおすすめです。ただし、牛乳には脂肪も含まれており、飲みすぎはやはり胃酸の分泌《ぶんぴつ》を増やす可能性もあります。低脂肪や無脂肪の牛乳も市販されているので、試してみてはいかがでしょうか。

（島田英昭）

Q 120 オリーブオイルが逆流性食道炎の予防にいいと聞きますが、実際はどうですか？

オリーブオイルには酸化されにくいオメガ9系脂肪酸であるオレイン酸が多く含まれています。オレイン酸は悪玉（ＬＤＬ）コレステロールを減らすとされ、オリーブオイルを日常的に摂取する地中海地方の人々に動脈硬化や心臓病が少ないのは、このオレイン酸の効果ではないかといわれています。

また、オレイン酸は胃の滞留時間が短く、消化に負担がかからないので、下部食道括約筋《かつやく》への影響も少なくてすみます。さらに、オレイン酸は腸の蠕動《ぜんどう》運動（内容物を先に送り出す運動）を促す働きがあるとされ、便通をよくするといわれます。便秘になると、おなかにギュッと力を入れて排便しようとするので、腹圧を上げて胃酸の逆流を起こしやすくなります。その点、便通をよくするオレイン酸の働きは逆流性食道炎の人にはうれしい効果といえるでしょう。

一般に油（脂）は消化しにくく、胃酸を多く分泌《ぶんぴつ》させます。料理に使う油をオリーブオイルに替えることは、逆流性食道炎の人にとてもおすすめです。

（三輪洋人）

Q121 レモンやトマト、タマネギでも逆流性食道炎が起こる人がいるというのは本当？

レモンやトマト、タマネギなどといった刺激の強い果物や野菜は、逆流性食道炎の人には要注意です。

なぜなら、レモンなどのすっぱい柑橘《かんきつ》類やトマトなどの酸味がある野菜は酸度が高く、食道を通り抜けるときに食道粘膜の炎症部分を刺激し、下部食道括約《かつやく》筋をゆるめて胃の内容物を逆流させる恐れがあるからです（Ｑ１１８を参照）。

また、タマネギのほかニンニク、ショウガ、トウガラシなどの香味野菜や香辛料も、下部食道括約筋に作用して胃内容物の逆流を引き起こす可能性があります（Ｑ１０２を参照）。

食べるときは、胃に負担がかからないように少量から試してみましょう。香味野菜の場合は煮たり焼いたりして火を通すと、刺激臭や辛みが減って、食道や胃への負担を減らせます。

（三輪洋人）

第8章

日常生活やセルフケアについての疑問 14

Q 122 逆流性食道炎が突然起こったときの対処法は？例えば、水を飲むのは有効ですか？

「揚げ物を食べたら急に胸やけがした」「夜中に急に胃酸がこみ上げてきた」など、逆流性食道炎の症状が突然起こったとき、とりあえず水を飲むというのは有効です。水以外に白湯《さゆ》や、カフェインが含まれていない麦茶でもいいでしょう。**1杯の水で食道の壁面を洗い流しながら、無事に胃まで胃酸や食べ物を流し込みましょう。**

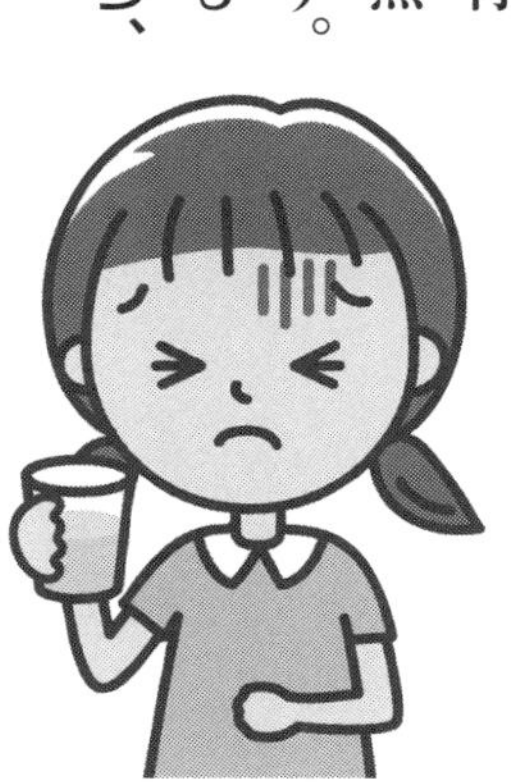

症状が出たときの緊急の対処法は、ほかにもあります。

●姿勢を変える（前かがみ姿勢を正して胸を張る）

姿勢が前かがみだと胃を圧迫して胃内圧を高め、下部食道括約《かつやく》筋を刺激して胃の内容物を逆流させるリスクがあります。胸やけ、呑酸《どんさん》（胃酸が逆流し、のどや口の中がすっぱいと感じること）、のどのつかえ感などの症状の原因になります。急に症状が現れたら姿勢を正してアゴを引き、姿勢を変えましょう。胸郭《きょうかく》を開く動作だけでも症状を改善できる場合があります。

●腹式呼吸・逆腹式呼吸をする

腹式呼吸もおすすめです。深呼吸すると横隔膜が刺激されて、ゆるんだ下部食道括約筋が締まって、症状改善につながります。具体的には大きく息を吸って下腹をふくらませ、次に、息を吐いて下腹をへこませる腹式呼吸をていねいに行ってみてください。

そのほか、息を吸って下腹をへこませ、息を吐いて下腹をふくらませる逆腹式呼吸もおすすめです（Ｑ１３３を参照）。

●ベルトなどをゆるめる

症状が起こっているとき、腹部を圧迫するベルトや着物の帯、ガードルなど体を締めつけている場合はゆるめてください（Ｑ１２９を参照）。

●症状を誘発する食べ物を控える

症状が起こっているときは、高脂肪・高たんぱく質や香辛料が多い食品、ジャンクフード、酸味が強すぎる食品、熱すぎる食品、カフェインが多いコーヒー・紅茶・緑茶・チョコレート・ココア、炭酸飲料、アルコールなどはさけましょう（Ｑ１０２〜１０６を参照）。

（島田英昭）

Q 123 就寝中、うつぶせ寝のとき逆流性食道炎が起こります。対処法を教えてください。

うつぶせ寝は腹部を圧迫するため、呑酸《どんさん》（胃酸が逆流し、のどや口の中がすっぱいと感じること）など逆流性食道炎の症状を起こしやすくなります。

逆流性食道炎が起こりやすいのは、食後2〜3時間と、もう一つは就寝中といわれます。通常、就寝時は下部食道括約《かつやく》筋が締まって胃の内容物は逆流しにくいのですが、うつぶせ寝になると胃が圧迫されるため胃の内圧が高まり、一時的に下部食道括約筋がゆるんで発作的に呑酸や吐きけ、セキなどの症状が生じるのです。これらの症状のために睡眠障害になることもあります。

眠るときは、うつぶせ寝をさけてあおむけ寝になりましょう。横向き寝の場合は、左側を下にしましょう。胃に内容物があっても、左側にある胃の湾曲部にたまるので逆流しにくくなります。逆に右側を下にすると、胃が食道よりも上になって逆流しやすくなるので要注意です（Q１３４を参照）。左側が下の横向きでは寝にくいときは、抱き枕などを利用して左向きを固定すると姿勢が安定します。

（島田英昭）

Q 124 就寝中の胃酸の逆流予防に枕を高くするといいと聞きました。本当ですか？

枕を高くするというよりは、上半身を高くして眠ることがすすめられます。

逆流性食道炎は、就寝中に胃が圧迫される姿勢によって胃の内容物の逆流が生じますが、これを防ぐためには、上半身を高くするのがおすすめです。枕だけ高くすると、のどがつまったり、呼吸がしにくくなったりして寝苦しいので、理想は腰のあたりから頭に向けて、およそ15度の勾配《こうばい》をつけ、上半身を高くすることです。

最近では上半身を乗せられる枕が市販されていますが、タオルを重ねて自分なりの枕を作ればいいでしょう。

横向きで寝たい場合は、上半身を高くした状態で、左側が下になる姿勢になりましょう（Q１３４を参照）。（島田英昭）

寝るときは上半身を高くする

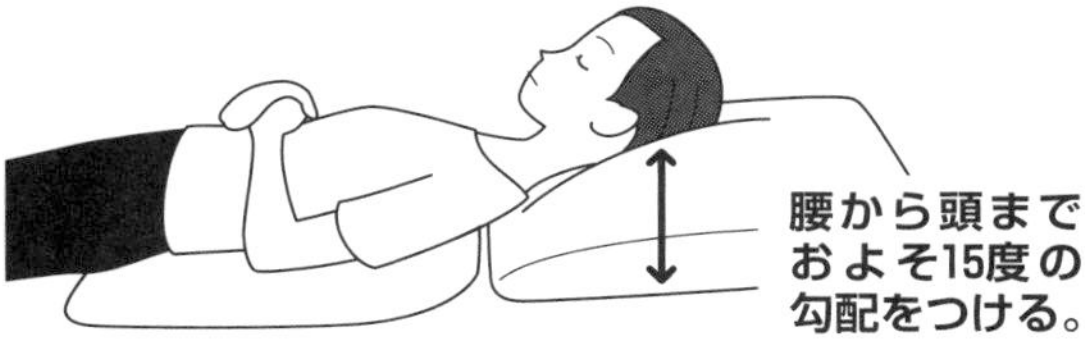

Q125 寝不足も逆流性食道炎の原因になるそうですが、よく眠れる方法はありますか？

逆流性食道炎の症状は就寝中に起こりやすく、呑酸《どんさん》（胃酸が逆流し、のどや口の中がすっぱいと感じること）やセキなどの症状のために患者さんの中には寝不足を訴える人も少なくありません。この寝不足が、自律神経（自分の意志と無関係に内臓や血管の働きを支配する神経）の乱れを招いて胃の働きに悪影響を及ぼし、逆流性食道炎を悪化させるという悪循環に陥る場合もあります。

まずは就寝中の逆流性食道炎を防ぐために、眠る3時間前から食べないことが大切です。次いで、乱れた自律神経のリセットのために、寝不足でも朝はダラダラとせずに同じ時間に起床し、朝日を浴びましょう。

さらに、眠る環境も重要です。寝室は騒音やネオンなどの光が入らない静かな環境にし、就寝するときは体を締めつけない着衣を選びます。寝る直前までスマートフォンを操作したり、テレビを見たりするのはやめて、脳への刺激をできるだけ少なくして眠りに入ることが大切です。

（島田英昭）

Q126 ネコ背の人は胃酸の逆流が起こりやすいそうですが、対策はありますか？

ネコ背になると腹部が圧迫されて胃の内圧が高まり、胃の入り口にある噴門《ふんもん》が刺激されて下部食道括約《かつやく》筋がゆるみ、胃の内容物が逆流しやすくなります。ネコ背は日常生活にその原因が潜んでいるので、対策としては日常を点検して原因となる生活習慣を改善することです。高齢になると骨粗鬆症《こつそしょうしょう》（骨量が減って骨がもろくなる病気）などの影響もあって、ネコ背の改善には少々の時間がかかりますが、それでも正しい姿勢を意識することが重要です。

●壁立ちで正しい姿勢を覚えよう

一般的にネコ背は、読書やパソコン作業に長時間集中したり、草むしりや雑巾がけなど長時間家事をしたりするうちに前かがみになって姿勢が悪くなり、背中が丸くなって定着する場合が多いものです。

正しい姿勢を定着させるために壁を背にして立ってみましょう。壁に、後頭部・肩《けん》甲骨《こうこつ》・お尻《しり》・かかとが無理なくくっついている状態が正しい姿勢です。ネコ背の人は毎日壁に沿って立つことで少しずつ姿勢を修正しながら、正しい姿勢を体に定着させていきましょう。

●胸の筋肉を伸ばし、背中の筋肉を鍛える

ネコ背の姿勢では、胸の筋肉が縮み、背中の筋肉が伸びた状態になっています。胸の筋肉を伸ばすストレッチといっしょに、背中の筋肉を鍛えるストレッチをセットで行うとネコ背の改善に有効です。家事などの合間にネコのポーズとサカナのポーズを行うといいでしょう。

（島田英昭）

正しい姿勢のチェック

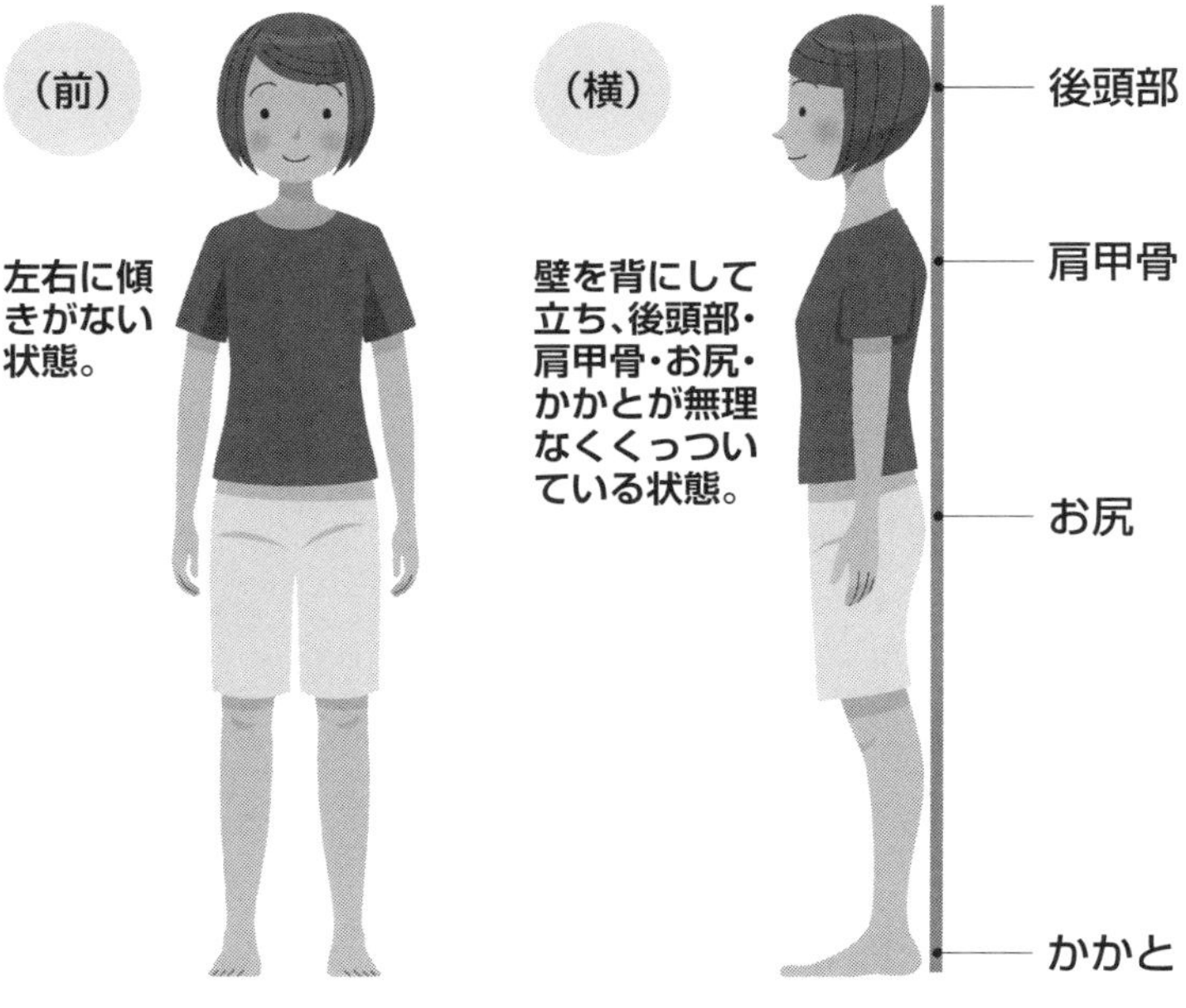

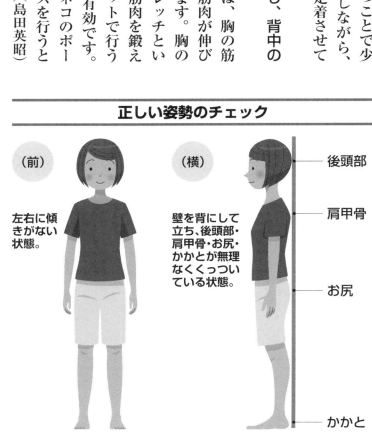

ネコのポーズ

① 床に両手・両ひざをついておなかを引き上げ、息を吐きながら背中を丸めて３回呼吸する。

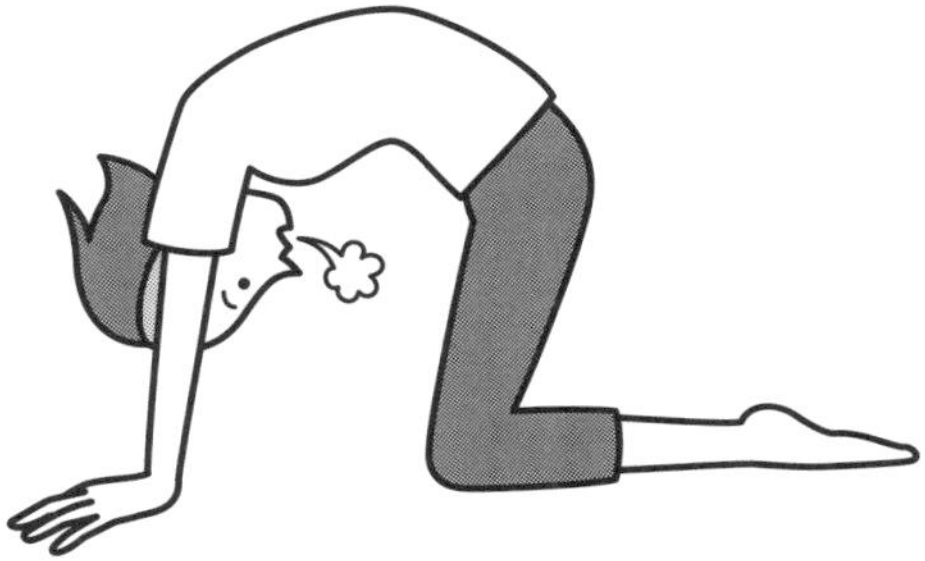

② 息を吸いながらおなかを落として背中をそらせ、お尻を天井に向けて３回呼吸する。

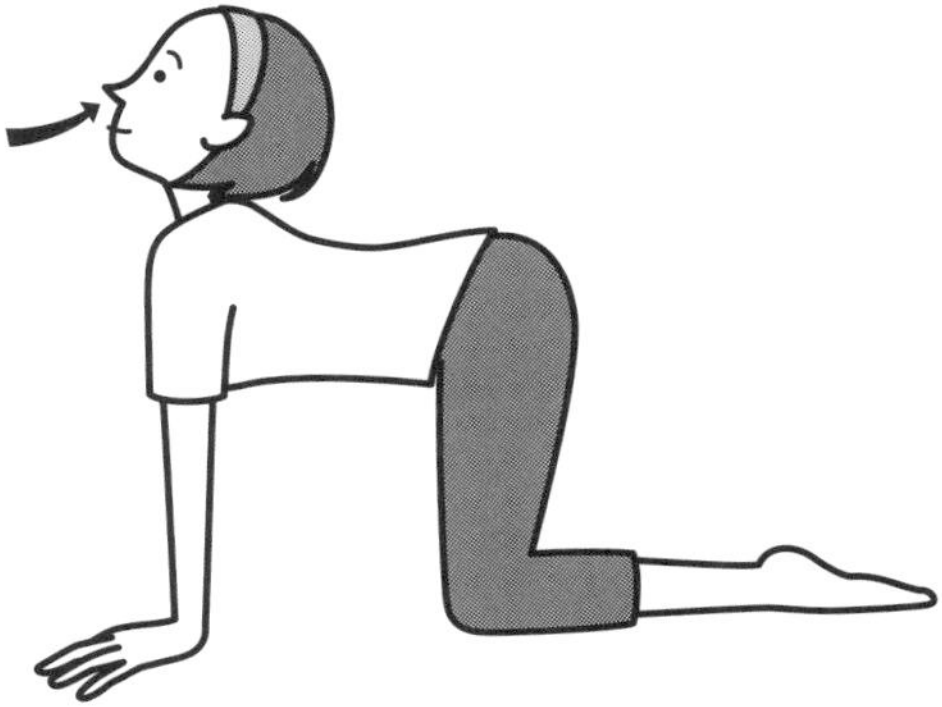

サカナのポーズ

① あおむけに寝て、背中に枕を当てる。
手のひらは下に向けてお尻の下に入れる。

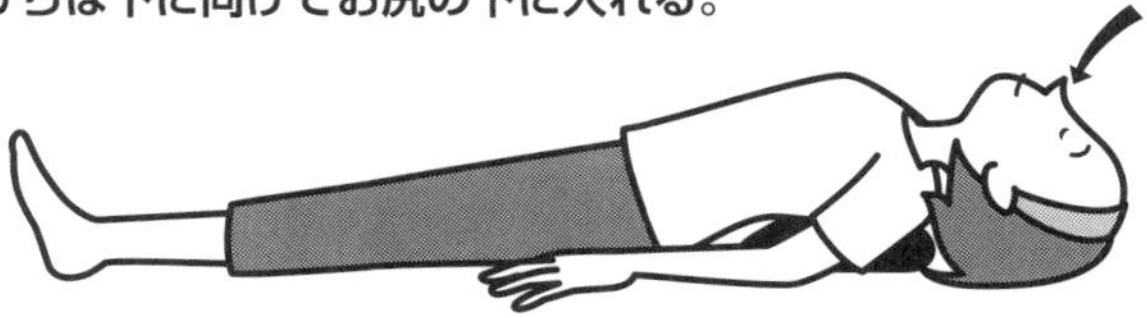

② 息を吸いながら胸を天井に向かって持ち上げ、
胸を反らせて３回呼吸する。

Q 127
逆流性食道炎を予防するスポーツ、悪化させるスポーツはありますか？

運動と逆流性食道炎の関係を調べた研究は多々あります。

例えば、運動中に逆流性食道炎の症状が現れる29人の運動選手を対象に、少し体を動かす程度の有酸素運動であるサイクリングよりは激しい動きを伴う有酸素運動のランニング、無酸素運動である重量挙げによるそれぞれの胃酸の逆流時間（酸曝露《ばくろ》時間という）を調べた研究があります。その研究では、重量挙げ時に胃酸の酸曝露時間が最も長く、サイクリング時が最も短いという結果が出ています。

また、逆流性食道炎の症状のない12人の健康な人にサイクリング、ランニング、筋力トレーニングをしてもらって調べた研究でも似たような結果が出ていて、ランニングのときが最も酸曝露時間が長く、次に長いのは筋力トレーニングでした。さらに、10人の運動好きの人にランニングをしてもらった研究では、ランニングは食道の蠕動《ぜんどう》運動（内容物を先に送り出す運動）を低下させ、同時に下部食道括約《かつやく》筋をゆるめる可能性があることもわかりました。

逆流性食道炎を予防するスポーツ、悪化させるスポーツ

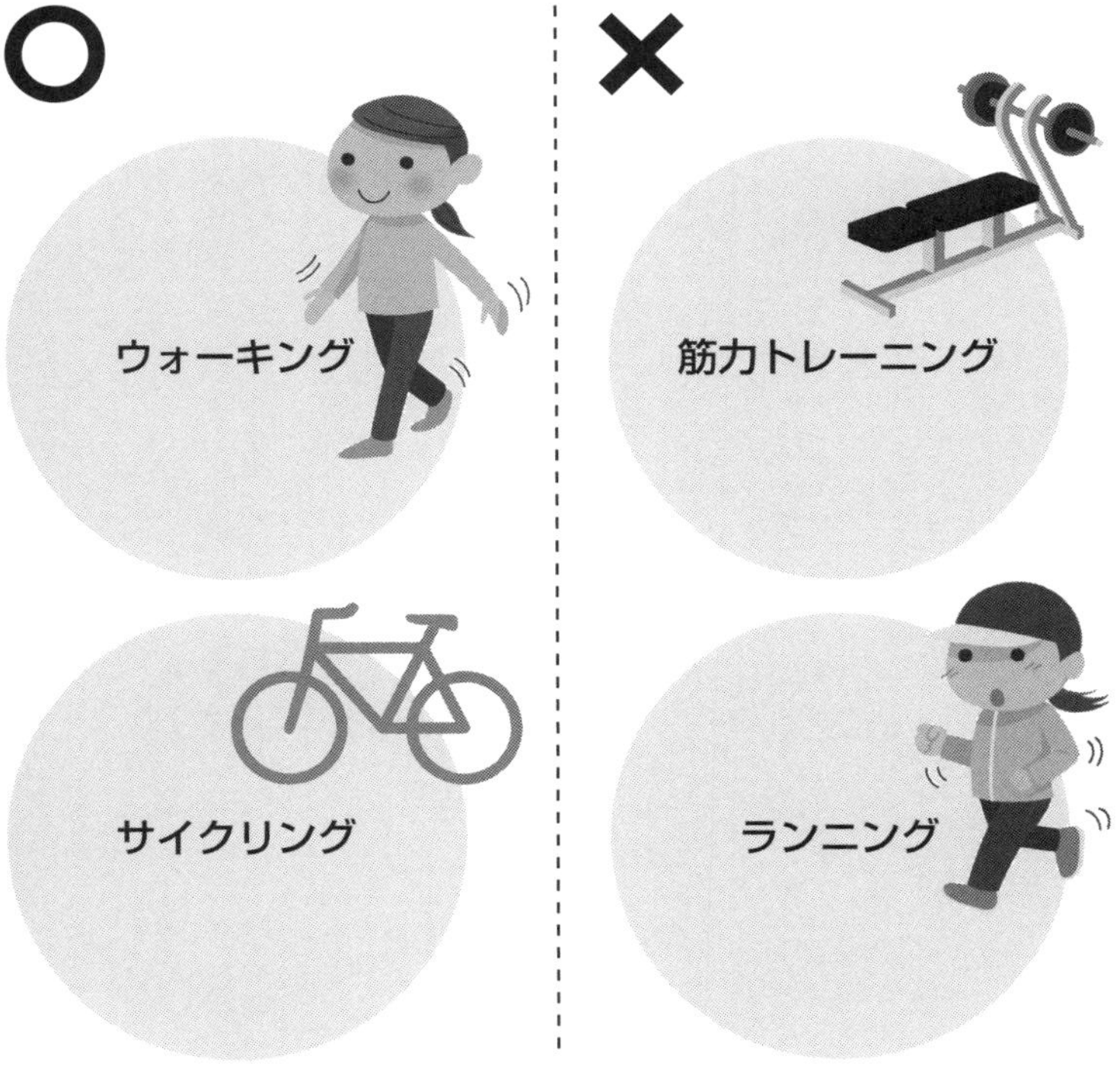
○
×
ウォーキング
筋力トレーニング
サイクリング
ランニング

こうした研究結果から、激しく体を動かす運動や瞬発的に力を出す筋力運動などは逆流性食道炎を引き起こしやすい、悪化させる可能性があるスポーツといえるかもしれません。

逆に、逆流性食道炎の症状改善や予防には、ウォーキングやサイクリングなどの運動強度の低い有酸素運動が有効と考えられます。

（島田英昭）

Q 128 骨粗鬆症の人は胃が圧迫されて胃酸が逆流しやすいというのは本当ですか？

骨量が減って骨がもろくなる骨粗鬆症《こつそしょうしょう》になると、骨の強度が低下して背骨を構成する椎骨《ついこつ》が削れたりつぶれたりしてネコ背（亀背《きはい》）の姿勢になりがちです。すると胃が圧迫されて胃酸が逆流し、逆流性食道炎を発症しやすくなります。

さらに骨粗鬆症になりやすい年代の高齢者は、加齢により下部食道括約《かつやく》筋などの食道の本来持っている逆流防止機能が衰え、食べ物を飲み込む嚥下《えんげ》機能も低下するので、逆流したものが食道に停留しやすくなります。また、大腸の機能も衰えて便秘も起こりやすく、この便秘が腸の側から胃を圧迫して胃内容物の食道への逆流が起こりやすくなります。

この生理的な体の変化と骨粗鬆症が重なって、骨粗鬆症にかかっている人、嚥下障害がある人、便秘症状のある人は、逆流性食道炎の発症リスクが高いといえます。

（島田英昭）

Q 129 逆流を防ぐため、服装で気をつけるべきことはありますか？

気をつけるべきことは胃を圧迫して胃の内容物の逆流を招くような、腹部を締めつけるような服装をさけることです。

女性ではガードルやコルセット、着物の帯、男性でいえばきつすぎるベルトはさけたほうがいいでしょう。服装も、ウエストラインを絞ってボディラインを強調するようなスーツやワンピースなどはリスクが高いといえそうです。最近ではウエスト調整がゴムでできる洋服もあるようですが、この場合もゴムがきつすぎると胃への圧迫はさらに強くなるので注意が必要です。

服装を選ぶときは、立位の姿勢だけでなく、イスに座ったときの姿勢も考えましょう。立っているときは問題がなくても、座ると脂肪や筋肉が弛《し》緩《かん》するのでウエストをさらに強く締めつけることになり、思いがけず胃を圧迫して内圧を高め、胃の内容物の逆流を招くことになります。

また、腰痛の治療などで使われる腰痛ベルトやコルセットも腹部を圧迫しかねません。不快なら医師と相談して締めつけがソフトなコルセットに替える、食後2～3時間はゆるめるなどの工夫をしましょう。（島田英昭）

服装についての注意

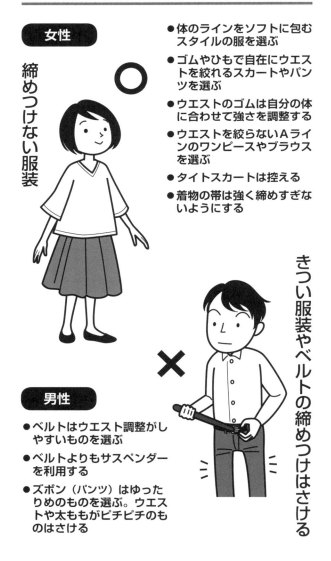

女性

締めつけない服装

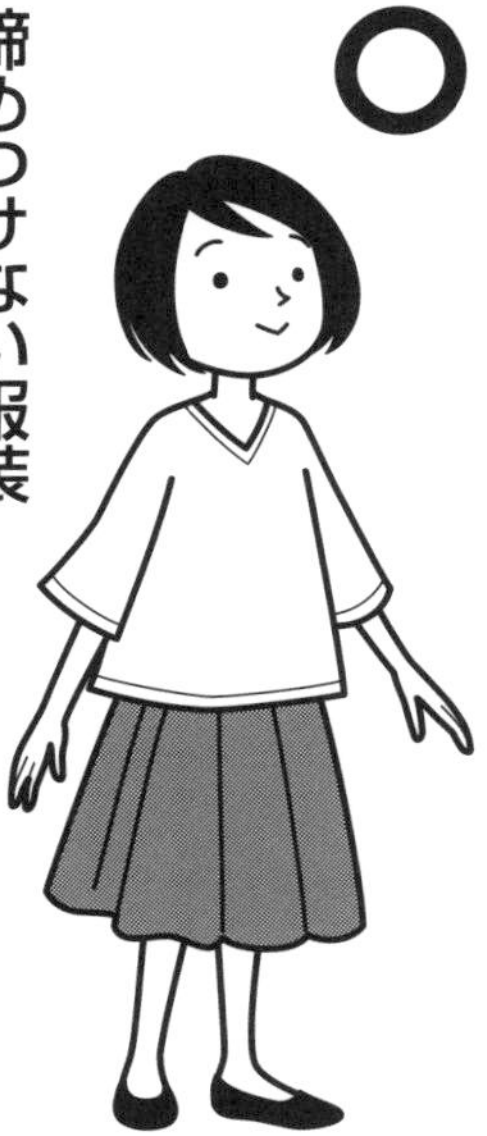

● 体のラインをソフトに包むスタイルの服を選ぶ

● ゴムやひもで自在にウエストを絞れるスカートやパンツを選ぶ

● ウエストのゴムは自分の体に合わせて強さを調整する

● ウエストを絞らないAラインのワンピースやブラウスを選ぶ

● タイトスカートは控える

● 着物の帯は強く締めすぎないようにする

男性

きつい服装やベルトの締めつけはさける

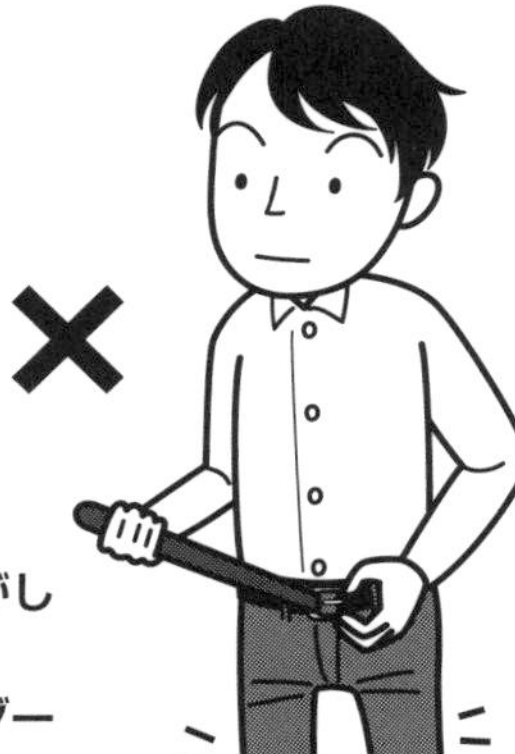

● ベルトはウエスト調整がしやすいものを選ぶ

● ベルトよりもサスペンダーを利用する

● ズボン（パンツ）はゆったりめのものを選ぶ。ウエストや太ももがピチピチのものはさける

Q130 座り姿勢、スマホやＰＣの使用時、家事のさいの逆流予防法はありますか？

スマホやパソコンの使用時、体は常にうつむき姿勢になり、背骨は前側に弯曲《わんきょく》します。この姿勢は胃を圧迫して胃の内圧を高めるため、胃酸の逆流を招きやすくなります。家事では重い荷物を両手に下げて運ぶときや台所仕事をするとき、掃除やアイロンがけなどの家事をするときなどに、前かがみの姿勢になって背骨が曲がり、同じように腹部を圧迫して胃の内圧を高め、逆流性食道炎が起こりやすくなります。

一度、どんなときに逆流性食道炎のリスクが高まる姿勢になっているのか、日常生活をチェックしてみましょう。

前かがみ姿勢に気づいたら、そのときは少し意識して背すじを伸ばし、姿勢を変えたり、休憩《きゅうけい》をしたりして、同じ姿勢で長時間の動作を続けるのはさけましょう。また、重い荷物はカートなどを利用、アイロンがけには高さを調節できるアイロン台を使う、掃除機は持ち手の長さを調節するなどをして、背すじを伸ばすように心がけることも大切です。

（島田英昭）

逆流しやすい姿勢から逆流を防ぐ姿勢へ

①　洗濯物を干すとき

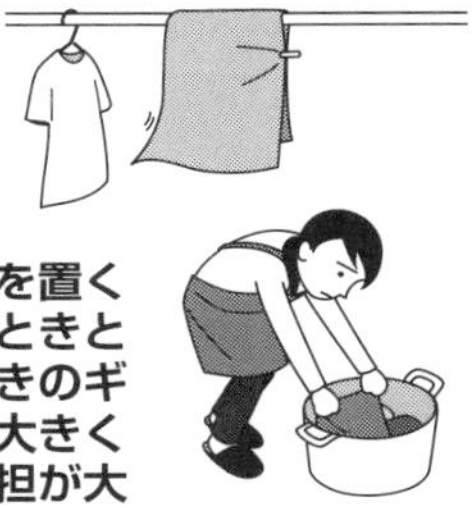

✕　床にカゴを置くと、干すときとかがむときのギャップが大きく胃への負担が大きい。

○　洗濯カゴをイスや台に置いて負担を減らす。

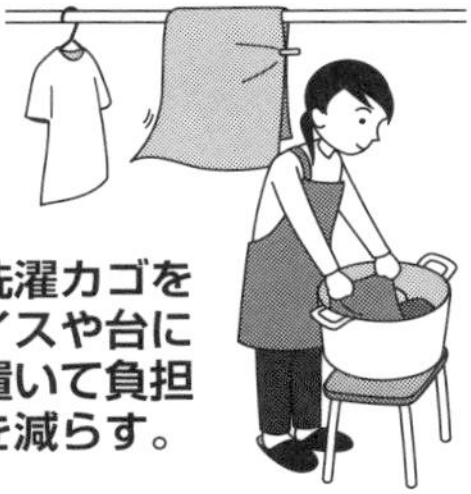

②　重い物を持ち上げるとき

✕　腹部に力を入れる動作は胃が圧迫され、胃酸が逆流しやすい。

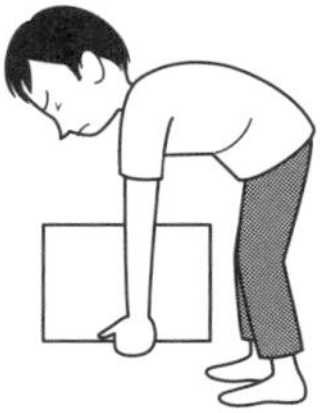

○　床から物を持ち上げるときは、ひざを曲げ、腰を落としてから持ち上げる。

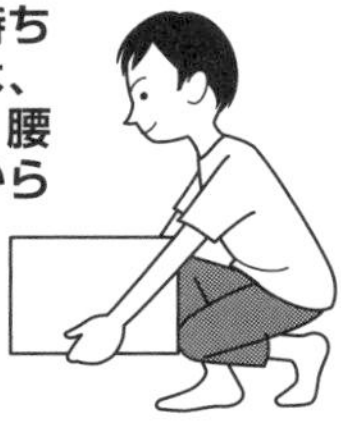

③　ソファで長く時間を過ごすとき

✕　テレビを長時間見るときは、前かがみになりやすい。

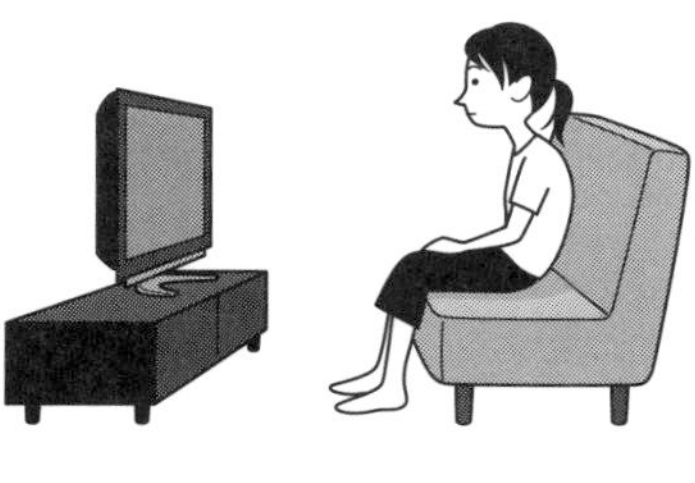

○　ソファと腰の間にクッションを当てる。意識して背すじを伸ばしたり、体を起こすようにする。

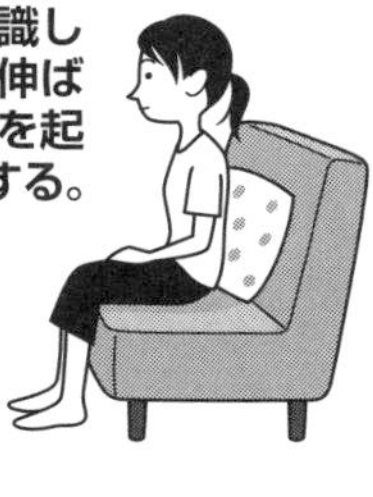

Q 131 逆流防止に横隔膜の強化が役立つというのは本当ですか？

横隔膜は、胸腔《きょうくう》と腹腔《ふくくう》を隔てる筋肉です。その真ん中には三つのすきまがあいていて、その一つが食道裂孔《れっこう》で、このすき間を通して食道と胃はつながっています。横隔膜は、食道と胃の境界にある下部食道括約《かつやく》筋が正しい位置で、その機能を発揮できるように働いています。したがって、横隔膜を鍛えれば、ゆるんだり閉じたりする下部食道括約筋の本来の働きを保ち、胃の内容物の逆流防止に役立つと考えられます。

では、体の奥深くにある横隔膜をどのように鍛えればいいのでしょうか。最も簡単なのは、呼吸法です。肺が拡張して空気を吸い込むと横隔膜は収縮して下がり、肺が収縮して空気を吐き出すと横隔膜は弛緩《しかん》して上がります。したがって、呼吸によって横隔膜を動かせば、横隔膜を刺激して鍛えることができると考えられます。特におすすめしたいのはＱ１３３で紹介している腹式呼吸や逆腹式呼吸です。

また、次㌻の呼吸にかかわる胸や首、肩の筋肉のストレッチも横隔膜の動きをスムーズにするのに役立ちます。

（島田英昭）

横隔膜の動きをスムーズに！
おすすめストレッチ

胸や首、肩の筋肉は呼吸をするさいに使われる筋肉で、これらの筋肉をほぐすことも重要。

首・肩のストレッチ

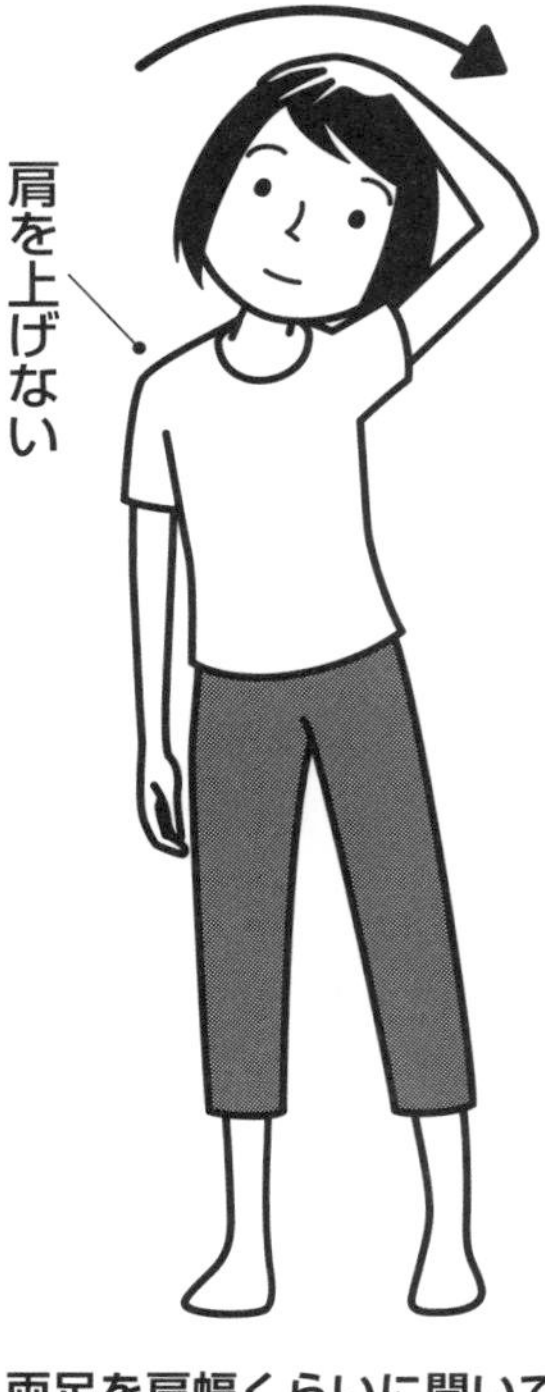

両足を肩幅くらいに開いて、片方の手を頭に乗せ、頭を横に倒して首の筋肉を伸ばす。このとき、伸ばす筋肉側の肩が上がらないようにする。

胸のストレッチ

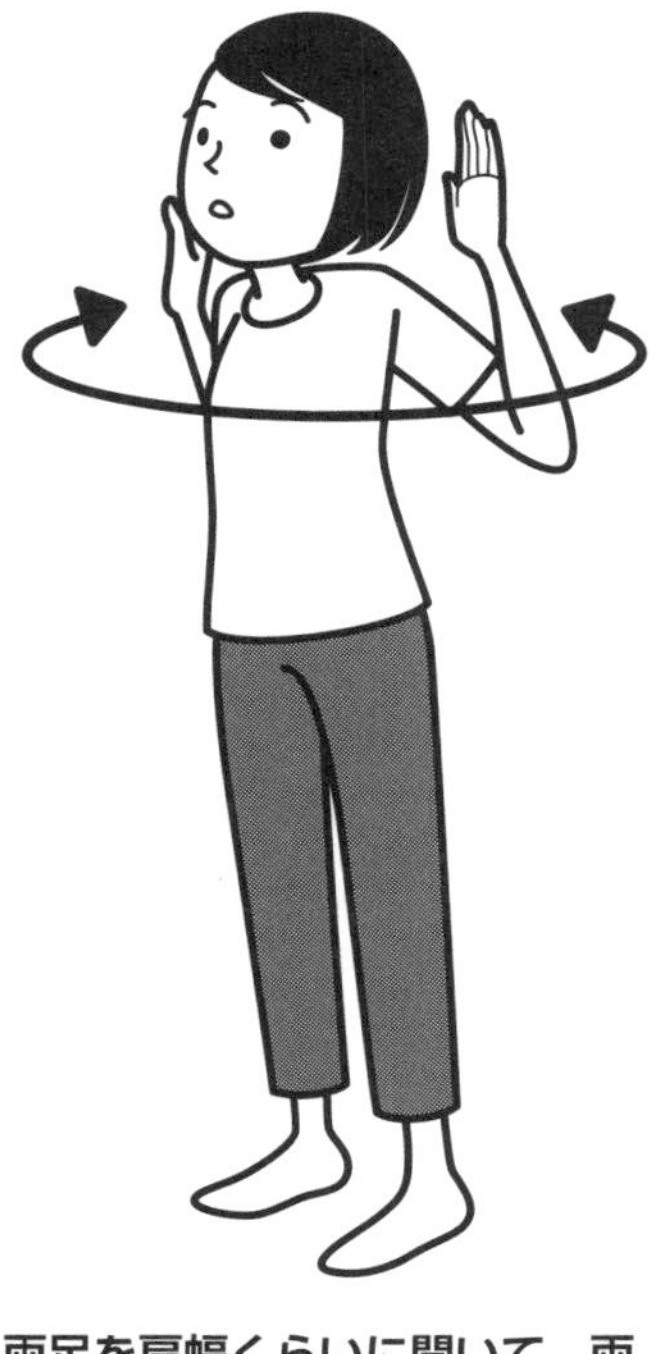

両足を肩幅くらいに開いて、両ひじを曲げて手のひらを自分に向け胸の高さで構えたら、左右の肩甲骨を寄せるイメージで両ひじを後方に大きく開く。

Q132 腹筋の強化も逆流予防に役立つと聞きましたが、実際はどうですか？

実際はそんなことはありません。逆流性食道炎の患者さんが腹筋運動をすると、胸やけがする、吐きけがする、呑酸《どんさん》（胃酸が逆流し、のどや口の中がすっぱいと感じること）があるというような症状を訴える人もいます。腹筋運動によって胃が圧迫され、胃酸の逆流が起こりやすくなるからです。

いい姿勢を保つには、背骨を支える背筋や腹筋の働きが大切です。背骨の正しいカーブは、背筋と腹筋の強さが絶妙なバランスを保つことで成り立っているからです。したがって、腹筋を鍛えることは大切ですが、逆流性食道炎の予防や症状改善のためであれば、強い負荷のかかる腹筋運動は胸やけなどの症状を引き起こす可能性があるので適していません。また、腹筋だけでなく、背筋も同時に鍛える必要があります。

Ｑ１２６で紹介しているネコのポーズやサカナのポーズ、Ｑ１３１の胸のストレッチ、あるいはラジオ体操のような全身の筋肉を刺激するような軽い運動をおすすめします。

（島田英昭）

Q 133 ストレス解消に深呼吸がいいそうですが、逆流性食道炎の予防にも役立ちますか?

深呼吸は、ストレス解消はもちろん、逆流性食道炎の予防や改善に役立つと考えられます。

イライラしたときや怒り・不安などのストレスを感じると、自律神経(自分の意志と無関係に内臓や血管の働きを支配する神経)のうちの体を活動的にする交感神経が優位になり、呼吸は浅く速く不規則になります。逆に、落ち着いているときや穏やかな気持ちのときは副交感神経が優位になって呼吸はゆっくりと規則正しくなります。

呼吸をするために肺をふくらませたり縮ませたりする呼吸筋は、ふだんは自律神経に支配されている不随意筋《ふずいいきん》ですが、意識でコントロールできる随意筋でもあります。そこで、イライラや怒りなどのストレスがかかったときの状態とは逆に、呼吸を深く、ゆっくりする深呼吸を意識的に行うことで副交感神経を優位にして、自律神経のバランスを整え、ストレスを軽減できるとされています。

一方、逆流性食道炎では、ストレスが食道粘膜の胃酸に対する感受性を高め、少量の胃酸でも症状を引き起こすことがわかっています。

したがって、深呼吸でストレスを軽減することは、逆流性食道炎の予防や改善効果につながるのです。なお、あくびでも同様の効果が期待できると考えられます。

深呼吸は、左図にある二つの呼吸のやり方を参考に実践してください。（島田英昭）

深呼吸のやり方

※あおむけになり、ひざを立てて行うと、大きく深呼吸ができて効果的。

※息を吐くときは、できるだけ細く長く息を吐き切る。

腹式呼吸

① 大きく息を吸いながら、おなかをふくらませる。

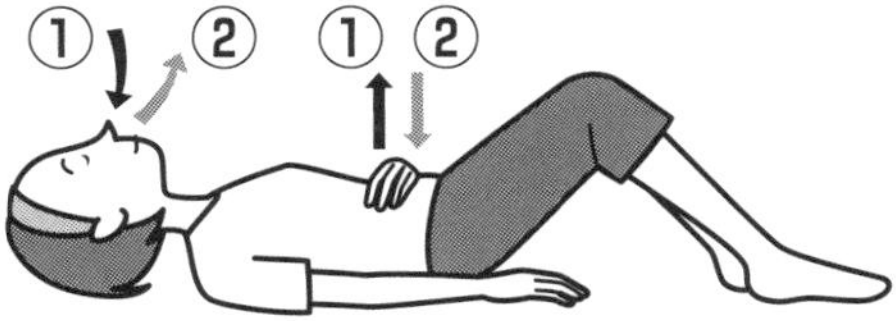

② ゆっくりと息を吐きながら、おなかをへこませる。

逆腹式呼吸

① 大きく息を吸いながら、おなかをへこませる。

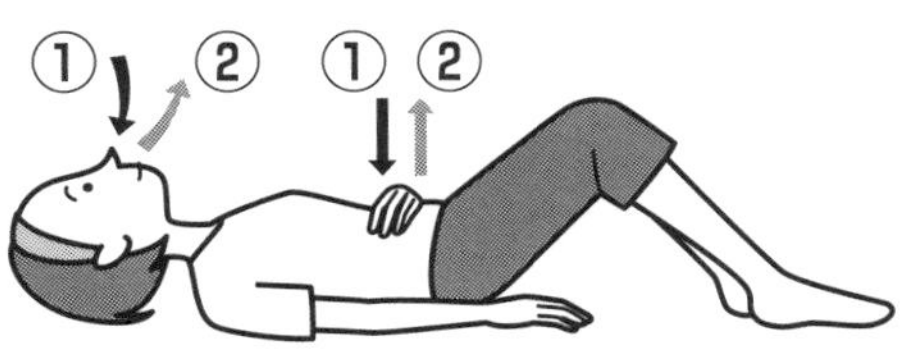

② ゆっくりと息を吐きながら、おなかをふくらませる。

Q
134

逆流の予防に体の左側を下にするといいと聞きましたが、なぜですか？

その理由は、胃の形にあります。胃の形はアルファベットのJのような形をして、その4分の3は左側に寄り、4分の1は右側にあります。右側の側面を小弯《しょうわん》、左側の側面を大弯《だいわん》といいます。

体の右側を下にして横になると、内容物が小弯側にたまります。小弯側は大弯側に比べると、内容物をためるスペースがありません。そのため、逆流しやすくなるのです。反対に、体の左側を横にした状態では、胃の内容物はスペースのある大弯側にたまり、しかも大弯が噴門《ふんもん》より下の位置にくるので、逆流が起こりにくくなります。

（島田英昭）

横向き寝の場合

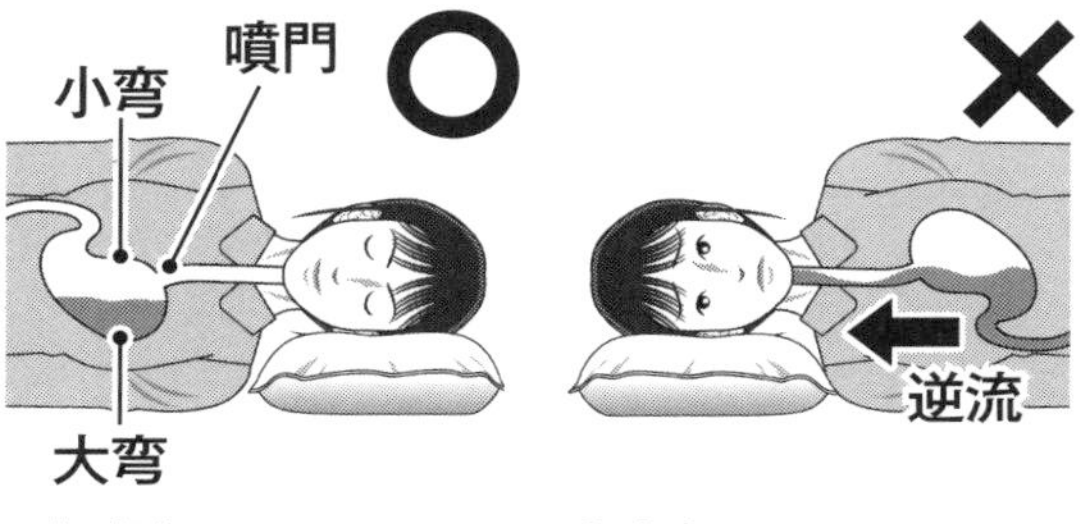

左側を下にする
（左向き寝）

右側を下にする
（右向き寝）

Q 135 喫煙も胃酸の分泌を増やすのでよくないというのは本当ですか？

２０１６年、大阪市立大学の研究チームでは「禁煙治療で胸やけなどの逆流性食道炎の症状が改善する」という論文を発表しています。

この研究には１９１人の禁煙希望者が参加し、禁煙治療を行った結果、禁煙に成功したのは１４１人で、失敗したのは50人でした。また、禁煙成功者の43・１％が胃食道逆流症（逆流性食道炎）の症状が改善し、失敗群での改善は18・２％という結果が出たのです。「患者自身が禁煙を選択することで、生活習慣が改善し症状がよくなり、病気を克服できる可能性があることを示している」と研究班は結んでいます。

タバコを吸っている人は吸っていない人に比べて胃酸の分泌《ぶんぴつ》量が多く、食道と胃の境界にある下部食道括約《かつやく》筋がゆるんでいるといわれ、唾液《だえき》の分泌量も減少するため、唾液による食道保護作用も低下して、逆流性食道炎にかかりやすいといわれます。しかし、この研究からは禁煙すればかなりの確率で症状が改善するとわかりました。現在、喫煙している人はきっぱりタバコをやめましょう。

（島田英昭）

逆流性食道炎
消化器科の名医が教える
最高の治し方大全

2020年9月24日　第1刷発行

編 集 人　田代恵介
シリーズ統括　石井弘行　飯塚晃敏
編　　集　わかさ出版
編集協力　有限会社オーエムツー／荻 和子　梅沢和子
　　　　　戸田眞澄
装　　丁　下村成子（ヴィンセント）
D T P　赤坂デザイン制作所
イラスト　デザイン春秋会　前田達彦　魚住理恵子　和田慧子
発 行 人　山本周嗣
発 行 所　株式会社文響社
　　　　　〒105-0001　東京都港区虎ノ門2丁目2－5共同通信会館9階
　　　　　ホームページ　https://bunkyosha.com
　　　　　お問い合わせ　info@bunkyosha.com
印刷・製本　中央精版印刷株式会社

ISBN 978-4-86651-296-9

本書は専門家の監修のもと安全性に配慮して編集していますが、本書の内容を実践して万が一体調が悪化する場合は、すぐに中止して医師にご相談ください。また、疾患の状態には個人差があり、本書の内容がすべての人に当てはまるわけではないことをご承知おきのうえご覧ください。